常见护理学研究与护理规范

CHANGJIAN HULIXUE YANJIU YU HULI GUIFAN

孙传娜　王晓燕　孔　环　主编

U0338198

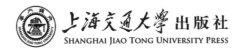

上海交通大学出版社

SHANGHAI JIAO TONG UNIVERSITY PRESS

内容提要

本书系统总结了近年来护理领域发展的最新成果，涵盖了护理学的各个领域，旨在为广大护理工作者提供更加规范的疾病护理标准。在内容编排上，首先介绍了护理工作方法、护理指标、护理操作技术、影像科检查的护理；然后详细阐述了临床常见病、多发病的护理常规，包括急诊科常见疾病患者的护理、神经内科常见疾病患者的护理、呼吸内科常见疾病患者的护理等内容。本书适合各级医疗机构的护理人员以及医学院校学生参考使用。

图书在版编目（CIP）数据

常见护理学研究与护理规范 / 孙传娜，王晓燕，孔环主编. --上海 ：上海交通大学出版社，2021.12

ISBN 978-7-313-26089-5

Ⅰ．①常… Ⅱ．①孙… ②王… ③孔… Ⅲ．①护理学 Ⅳ．①R47

中国版本图书馆CIP数据核字（2021）第254359号

常见护理学研究与护理规范
CHANGJIAN HULIXUE YANJIU YU HUILI GUIFAN

主　　编：孙传娜　王晓燕　孔　环

出版发行：上海交通大学出版社　　　　　地　　址：上海市番禺路951号

邮政编码：200030　　　　　　　　　　　电　　话：021-64071208

印　　制：广东虎彩云印刷有限公司

开　　本：710mm×1000mm 1/16　　　　经　　销：全国新华书店

字　　数：235千字　　　　　　　　　　印　　张：13.5

版　　次：2023年1月第1版　　　　　　　插　　页：2

书　　号：ISBN 978-7-313-26089-5　　　印　　次：2023年1月第1次印刷

定　　价：198.00元

编委会

主　编

孙传娜（山东省日照市中医医院）

王晓燕（山东省济宁北湖省级旅游度假区人民医院）

孔　环（山东省嘉祥县人民医院）

副主编

熊　娜（山东省青岛市第八人民医院）

张宏媛（河北省胸科医院）

贾彩莎（河北省胸科医院）

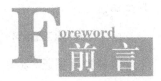

前 言

护理学是一门自然科学和社会科学相结合的综合性应用学科,是研究护理现象及其发生发展规律的学科,其任务是促进健康、预防疾病、恢复健康、减轻痛苦。现代社会中护理学作为医疗事业的重要组成部分,其角色和地位更是举足轻重。不论是在医院抢救患者的生命,有效地执行治疗计划,进行专业的生活照顾、人文关怀和心理支持;还是在社区、家庭中对有健康需求的人群进行保健指导,预防疾病,护理学都发挥着越来越重要的作用。随着生命科学和现代科技的飞速发展,临床医学的研究成果不断更新,新理论、新技术、新方法如雨后春笋。在这种时代背景下,护理学亦需要不断适应当今医学模式的变化与发展,临床护理工作者必须随着现代医疗科技的发展不断丰富和更新自己的知识。为了应对这种时代需求,培养临床护理人员发现问题、分析问题、解决问题的能力,我们组织编写了《常见护理学研究与护理规范》一书。

本书系统总结了近年来护理领域发展的最新成果,涵盖了护理学的各个领域,旨在为广大护理工作者提供更加规范的疾病护理标准。在内容编排上,首先介绍了护理工作方法、护理指标、护理操作技术、影像科检查的护理;然后详细阐述了临床常见病、多发病的护理常规,包括急诊科常见疾病患者的护理、神经内科常见疾病患者的护理、呼吸内科常见疾病患者的护理等内容。本书以护理程序为框架组织各章节编写,即每种疾病的介绍均按照护理评估、护理诊断、护理目标、护理措施、护理评价等顺序进行,体现了循证护理思想和专科护理特点。

本书以指导性、实用性、可操作性为编写原则,注重理论联系实际,表述简明扼要、浅显易懂却又涵盖丰富,适合各级医疗机构的护理人员以及医学院校学生参考使用。

　　由于编者编写时间仓促、学识水平有限,书中存在的疏漏和错误之处,敬请广大读者批评指正,以便后期再版时修正。

　　　　　　　　　　　　　　　　　《常见护理学研究与护理规范》编委会

　　　　　　　　　　　　　　　　　2021 年 9 月

Contents 目录

1

护理工作方法

第一节　系统化整体护理

系统化整体护理是于 20 世纪 90 年代早期发展的一种新的护理模式,它以现代护理观为指导,以护理程序为核心,将临床护理服务与护理管理科学地结合起来,其特点是按照护理程序的科学工作方法,以患者为中心,为患者解决问题,系统地实施整体护理的临床护理组织管理模式。

一、系统化整体护理的产生和发展

20 世纪 70 年代,世界范围内的医学思想发生了巨大的变化,世界卫生组织对健康赋予了新的含义;而生物-心理-社会医学模式的诞生,使以疾病为中心的护理模式向以患者和人的健康为中心的系统化整体护理进行了转变。1994 年,护理博士袁剑云教授将系统化整体护理引入我国。自此,我国护理界掀起了一场改革的浪潮——从功能制护理向系统化整体护理的转变。它是一项提高护理质量、改善护士形象、促进护理事业发展的新举。系统化整体护理在我国的发展大致经历了以下 3 个阶段。

(一)引进学习阶段

1994 年,在原卫生部医政司和中华护理学会的协助下,袁剑云博士先后在北京、山东、上海等十多个省市举办"系统化整体护理与模式病房建设"研习班,帮助大家学习和理解系统化整体护理的内涵和实质。

(二)模式病房试点阶段

受过培训的护理管理者及护理骨干们回院后纷纷以不同的方式和最快的速度宣传、推广系统化整体护理。1995－1996 年,整体护理模式病房的试点工作在全国各大医院相继开展起来。

(三)模式病房全面推广阶段

模式病房的试点工作取得了显著成效后,原卫生部加大了对模式病房建设的支持,成立了全国整体护理协作网及全国整体护理专家指导组,对具体工作进行指导,以确保整体护理的顺利进行。

二、系统化整体护理的内涵

系统化整体护理是以现代护理观为指导,以护理程序为核心将护理临床业务和护理管理的各个环节系统化的工作模式;它的核心是护理程序,它是以"整体性、系统化"为基础,为患者解决问题的一种科学方法。

(一)整体性

狭义的整体性是指护理应把服务对象视为生物的、社会的、文化的、发展的人,强调以"人"为中心,护理就是要解决人整体的健康问题。广义的整体性是指护理专业的整体性,指护理行政与业务、护理管理与品质保证、护理教育与研究及临床护理业务等各个环节都应紧密联系,相互配合,协调一致,以保证整体护理水平的提高。其内涵包括以下 4 点:①应把患者作为一个整体。②人的一生作为一个整体。③社会的人作为整体。④护理制度、护理管理、服务质量、护士素质等是一个整体。

(二)系统化

护理本身是指由一些相互关联和相互作用的部分组成的一个系统的整体。系统化是指护理业务和护理管理的各个环节、护理程序的各个步骤及护理人员之间的沟通网络的协调一致,连续且环环相扣。"系统化"可分 3 个层次来理解。第一个层次是在临床的工作方面,"护理程序"必须系统化,护士对每个工作环节都要做到以护理程序为框架,环环相扣。第二个层次是在医院管理方面,在确立护理管理制度、护理职责与护士行为考核标准、考虑护理人员调配与组织、进行护理质量评价时都应以护理程序为框架。第三个层次是在实施系统化整体护理时,为使中国护理改革向前推进,必须加快国家政策法规和各级行政管理方面的系统化,也必须包括国家层面、省市层面、机构层面和个人层面。

三、系统化整体护理的影响

(一)转变了护士单纯执行医嘱的从属地位

系统化整体护理是以护理程序为核心,护理程序包括评估、诊断、计划、实施和评价 5 个步骤。它的出现标志着护理人员从单纯的"操作者"转变为"思考者"。实施整体护理后,护士有了自己的护理诊断,有了自己的工作模式——护理程序,除了执行医嘱外,还把更多的时间用于患者疾病的诊断和健康问题的解决上。

(二)将健康教育纳入护士的日常工作,密切了护患关系

系统化整体护理要求护理人员把健康教育贯穿于护理操作的全过程。通过健康教育使护理人员更好地了解患者,正确地评估、照顾患者,建立良好的护患关系。

(三)规范了护理表格,便于评价护理效果

系统化整体护理以护理程序为框架设计各种护理表格,如患者入院评估表、健康教育表、住院评估表等。每一份表格都有自己的作用,各个表格相互联系,环环相扣;它不仅详细地记录了患者住院期间的护理全过程,及时准确地反映了患者情况,而且在护理记录中把患者的问题、护理措施与结果评价联系起来,可以体现出患者经护理后的最终效果。

四、责任制护理与系统化整体护理的异同点

(一)共同点

责任制护理与系统化整体护理均以现代护理观为指导,按照护理程序的理论与方法开展工作。强调护士不是被动的执行者,而是主动的思想者;护士应对患者负责,而不是仅对医师负责;护理不是单纯的技术操作和疾病护理,而是涉及生理、心理、社会等各层面的整体护理;恢复健康的过程不是医护人员单方面的活动,而是医护及其亲属共同参与和合作的活动过程。

(二)区别点

1.责任制护理的特点

责任制护理强调责任护士应由业务水平高、临床经验丰富的护士承担;强调对患者的护理应有连续性。

2.系统化整体护理的特点

系统化整体护理认为每个护士都可以做责任护士;重视健康教育,视护理为护患合作性活动;采用标准化护理表格,以减少护士用于病历书写的时间。

第二节 临床护理路径

临床护理路径(clinical pathway for nursing,CNP)是一种科学高效的医学护理管理模式,是综合多学科的医疗护理管理计划,属于临床路径的范畴。CNP和临床路径两者是相辅相成的,对临床路径的全面理解和学习能更好地促进对CNP的掌握。

一、临床路径

临床路径的概念最早起源于美国。20 世纪 70 年代早期,美国高速发展的医疗技术和政府服务项目收费的医疗体制及不断增加的慢性疾病和老年人口等因素,导致医疗高费用和健康服务资源的不适当利用。美国政府为了降低医疗费用的增长,采用了一系列控制医疗资源适当利用的措施。在工业生产中应用广泛的关键路径技术遂被引入到临床工作中,临床路径因而诞生。其基本原则是根据疾病严重程度的标准和医疗护理强度的标准,政府根据相应的疾病只对医院提供的适当的临床健康服务项目补偿医疗费用,以调控医院临床服务的适当性,控制过度利用。其基础是由耶鲁大学研发的"诊断关联群"。因此,医院只能改变内部结构和运作方式,不断寻求提高医院的营运效率、提高医疗服务质量、降低医疗成本的措施。

临床路径是经过医护人员仔细地调查、核准,经医疗专家科学论证并经多学科组成员共同商讨制定的疾病康复路径图,是针对某一个病种(或手术),以时间为横轴,以入院指导、诊断、检查、治疗、护理、教育和出院计划等手段为纵轴,制订标准化的治疗护理流程(临床路径表)。它以缩短平均住院日、减少医疗费用支出,节约医疗资源为目的,增强了诊疗活动的计划性,从而有效地降低医疗成本和有效运用资源;同时也有利于医疗服务质量的控制和持续改进。

医院拥有领导的重视和支持,并且做好充分的思想动员与培训后方可开展临床路径。开展临床路径应遵循以下步骤:①充分尊重患者的意见。②选择要推行的疾病或手术。③选择开展临床路径的团队人员。④制定临床路径图。⑤确定预期目标、建立评价标准。⑥资料的收集与记录。⑦阶段评估与分析。

随着中国医疗卫生事业的发展,以患者为中心的整体医疗与整体护理正在作为一种先进的服务理念广为应用。我国已于 2009 年 12 月试点启动临床路径,2010年1月—2011年10月组织开展试点实施,现已完成了评估总结工作,获得了丰富的经验。

二、CNP

CNP是患者住院期间的护理模式,是有计划、有目的、有预见性的护理工作。它通过依据每天护理计划标准,为患者制订从入院到出院的一整套医疗护理整体工作计划和健康教育的路线图或表格,使护理工作更加标准化、规范化。

(一)CNP 的产生和发展

1985年美国波士顿新英格兰医疗中心的护士 Karen Zander 和助手们最先运用护理程序与工业中关键路径的概念。之后,CNP 逐渐在欧美等国家地区得以应用和推广,到20世纪80年代末,CNP 已经成为美国开发的护理标准化工具。虽然 CNP 已于20世纪90年代传入中国大陆,但直到2002年在北京召开了"临床路径研讨会"后,临床路径才开始应用于医疗护理服务。随着 CNP 在国内许多医院不断被推广和研究,CNP 作为医院医疗质量与服务质量管理改革的一项重要工具,已取得了明显的效果。

(二)CNP 的实施

1.CNP 的制订

CNP 是指导临床护理工作的有效工具,它的制订必须满足以下条件:①体现以患者为中心的原则。②由多学科组成的委员会共同制订护理路径。③以取得最佳护理效果为基本水准。④依据现有的国际、国内疾病护理标准。⑤有委员会签署发布的文字资料,能结合临床实践及时予以修改。⑥由委员会定期修订,以保证符合当前的护理标准。

2.CNP 的内容

CNP 通常包括:查看前一天护理路径记录、实验室检查,实施治疗护理措施、用药、饮食、健康教育等。

3.CNP 的步骤

(1)患者入院后由主管医师、责任护士对患者进行评估,建立良好的护患关系,解释 CNP 的有关内容、目的和注意事项等,患者和家属同意实施后与之签订知情同意书。

(2)护理小组长协同责任护士24小时内制订护理计划。

(3)CNP 护理篇放于护理病历中,便于当班护士按照 CNP 上的参考时间落实措施,将 CNP 患者篇悬挂于床尾,告知患者在各时间段医师和护士将要为他们做的治疗和护理。

（4）护理小组长按每阶段内容认真执行和评估，病区医师、护士共同参与CNP实施，科主任对其进行指导。

（5）护士长通过每天的护理查房督查是否达到预期目标并进行指导，科护士长不定时检查与指导。对不能达到预期目标者，质量控制小组人员共同分析后，修改、补充或重新制订护理计划和措施，完善和更新CNP。

（6）出院前护士长对CNP成效指标进行总结评价。

（三）CNP 的作用

CNP作为一种提高医疗护理质量，降低医疗护理成本的全新医疗护理服务模式，现已被越来越多的医院管理者和医护人员接受。CNP主要有以下几个作用。

1.有利于健康教育的规范化，显著地提高护理效果

CNP实施之后，使护士有更多的时间深入病房，按设置好的程序有序执行，保证临床护理工作持续改进和提高，使健康教育做到有章可循，明显提高了整体护理质量。和以往对患者单纯的灌输式的单一教育不同，CNP教育方式是通过个别指导、讲解、操作示范、观看录像等方法，使健康教育模式向多向式交流转化。

2.有利于提高患者的生活质量

CNP的制订须遵循以患者为中心的原则，在具体的临床工作中护理人员也应以患者为中心指导、协调护理工作。CNP以严格的时间框架为指导，使患者明确自己的护理目标，充分尊重了患者的知情权和监督权。不同的护理人员在CNP的帮助下也能很好地交流、传递信息，保证患者的护理工作的延续性。

3.有利于护理工作的标准化，提高护理质量

CNP是经多学科委员会审定的科学、实用、表格化的护理路线图。护理人员有预见性、计划性、主动性、连续性地实施护理，帮助患者以最快的速度完成各项检查、诊疗，掌握好相关健康知识，对疾病发展、转归、预后进一步了解，使患者变被动为主动去配合治疗和护理，能有效地减少护理疏漏。CNP使记录简单、一目了然，减少了护理文件书写记录的时间，护士有更多的时间，按设置好的程序有序执行。CNP克服了部分护理人员知识的缺陷，使护理工作有章可循，明显提高了整体护理质量。

4.有利于增强医护人员团结协作精神

CNP让护理人员能够全面、准确地观察患者病情，能及时向医师提供患者

的全面、准确分析的信息,从而减少不必要的医疗处置,避免资源浪费,同时减少患者住院时因医护人员处理程序不同而产生的各种变异情况。医护人员团结协作精神得到增强,保证了患者住院期间医护工作的连续性和协调性,从而提高了服务质量和工作效率。

5.有利于有效地减少护理差错,提高患者对医院工作的满意度

CNP可使单病种的诊疗过程更加标准化、规范化、程序化,医务人员可以按照规程指导为患者提供医疗服务,以此来规范医疗行为。由于患者在住院期间能得到最有效、最有利的医疗护理服务,因此在很大程度上能杜绝护理人员由于遗忘或个人疏忽造成的护理差错,从而避免医疗纠纷或医疗事故的发生。

CNP已在我国很多地区进行了尝试,不少患者在接受人性化的护理服务时,能真切感受到护士的关爱,无论从生理还是心理上均能使其获得极大的满足感和安全感,充分体现了"以人为本"的护理内涵。

三、变异的处理

患者在住院期间不一定完全都能按照预先设计好的路径接受诊疗和护理,个别患者在假设的标准中出现偏差或在沿着标准临床路径接受医疗照护的过程中有所变化的现象称为变异。

根据引起变异因素的来源不同,临床路径研究人员将变异分为3类,即与医院系统相关的变异、与医务人员相关的变异和与患者相关的变异。

一旦出现负性变异,医务人员应迅速分析其原因,科学而全面地分析变异原因,结合客观实际,找出解决变异的最佳措施,不断修改、完善临床路径,积累经验。变异处理的成效如何,很大程度上取决于所有医疗服务人员对变异的认识和接受程度及医院各个系统和部门的合作与协调。需要特别强调的是,对于变异的处理应因人而异、因地制宜,任何情况下都不能偏离科学的论据与论断,只有这样,才能使临床路径得到不断的完善和发展。

第三节　循　证　护　理

循证护理是20世纪90年代受循证医学影响而产生的一种新的护理理念,直译为"以证据为基础的护理"。Muhall将其定义为"护理人员在计划其护理活

动中,将科研结论与临床经验、患者需要相结合,获取实证,作为临床护理决策的过程。"

一、循证护理的产生与发展

循证护理的产生源于循证医学。1991 年加拿大 McMaster 大学的内科医学 Guyatt 博士在前人的基础上最先提出了"循证医学"这一术语;同校的大学护理系的 Alba Dicenso 教授最早将循证医学应用于护理工作,提出循证护理的概念,之后其观点迅速得到了广泛的关注和研究。循证护理在 20 世纪 90 年代迅速兴起和发展得益于两个条件:信息与网络技术的发展和政府的重视。

循证护理是 20 世纪 90 年代伴随着循证医学的发展而产生的一种护理新理念、新概念、新观点和新思维。如今循证观念正在向许多其他学科渗透,其中循证护理既是循证医学的重要组成部分,又是独立的实践与研究领域,已引起世界上许多国家的重视。循证护理是护理人员在计划其护理活动过程中,将科研结论与临床经验、患者需求相结合,获得实证,作为临床护理决策依据的过程。

随着中国护理事业的发展,临床护理、护理科研和护理教育体系不断完善,以实证为基础的循证护理已经开始受到学术界和临床护理工作者的高度重视。因此,积极探讨循证护理实践与研究,提出切实可行的对策,对促进中国循证护理的运用和发展,提高护理质量具有重要意义。

二、循证护理的概念与内涵

(一)概念

循证护理又称实证护理或以证据为基础的护理,其定义为慎重、准确、明智地应用当前所获得的最佳的研究依据,并根据护理人员的个人技能和临床经验,考虑患者的价值、愿望与实际情况,将三者结合起来制订出完整的护理方案。其核心是运用现有最新最好的科学证据为服务对象提供服务,即以有价值的、可信的科学研究结果为证据,提出问题,寻找实证,并且运用实证,对患者实施最佳的护理。

(二)内涵

循证护理包含 3 个要素:①可利用的最适宜的护理研究依据。②护理人员的个人技能和临床经验。③患者的实际情况、价值观和愿望。护理人员在制订患者的护理计划时应将这 3 个要素有机地结合起来,树立以科学研究指导实践、以科学研究带动实践的观念,促进护理学科的发展。同时,专业护理人员的经验积累也是护理实践不可缺少的财富。整体护理的中心理念是以患者为中心,从患者的实际情况出发,这同样也是循证护理的基本出发点,如果只注重统一化的所谓最佳行为,就会忽视个体化的护理。

三、循证护理的实践程序

(一)实践循证护理的原则

循证护理的操作原则是根据可靠信息决定护理活动,实践循证护理应遵循的原则包括以下几点。①根据有关护理信息提出相应问题。②根据最优资料和临床资料,搜索最佳证据。③评价各种证据的科学性和可靠性。④结合临床技能和患者的具体特点,将证据应用于临床实践。⑤评价实践后的效果和效率并进行改进。

(二)循证护理的实践程序

一个完整的循证护理程序是由 5 个基本步骤组成:①确定临床护理实践中的问题。②检索有关文献。③分析与评价研究证据。④应用最佳证据指导临床护理实践。⑤实践反馈,对应用的效果进行评价。

(三)循证护理应用方法举例

根据临床问题和情况,按照循证护理程序的实践步骤实施,如对创伤性骨折患者出现患肢肿胀、疼痛问题进行循证护理实践。

(1)确定问题:多数创伤性骨折患者急诊入院时患肢肿胀明显,疼痛难忍,治疗上通常静脉滴注 20% 甘露醇或 β-七叶皂苷钠,5~7 天肿胀消退方可进行手术,不仅增加了患者的经济负担和护理人员工作量,也影响到病房床位周转。

(2)检索证据:查阅相关资料,获得具体检索结果。

(3)分析、评价证据:冷疗可以使局部创面迅速降温,并可抑制组胺类炎性递质的释放,抑制微血管的通透性,减轻水肿,抑制高代谢,使局部温度降低到皮肤疼痛阈值下,从而有效缓解肿胀与疼痛。

(4)应用证据:对急性创伤(伤后 24~48 小时),患肢明显肿胀、疼痛,但末梢循环良好的患者进行冷疗,同时可将患肢抬高 15°~20°,观察肿胀消退及末梢血运情况。

(5)评价护理效果:患肢 2 天后明显消肿,疼痛减轻,第 3 天可以进行手术。

四、循证护理对护理工作的促进

(一)促进护理科研成果在临床中的应用

循证护理的过程中,护理人员在临床实践中查找期刊资料和网络资源的同时,也运用了相关问题的先进理念和科研成果,这些科研成果又在临床实践中得到验证推广及修正,并再次用于指导临床护理实践。

(二)促进护理人员知识更新及科研水平的提高

循证护理是科学指导护理实践的方法,使以经验为基础的传统护理向以科学为依据的现代护理发展。在循证护理实践时,护理人员要打破基于习惯轻视研究的传统,这就要求护理人员具备扎实的医学知识、专业技能和临床护理知识,不断提高和丰富自己的专业水平,完善自身知识结构,才能准确把握,圆满完成护理任务。

(三)改进护理工作效率,提高护理服务质量

推行循证护理能提高临床护理工作质量和卫生资源配置的有效性。将证据应用于临床护理实践,可以避免一些不必要的工作步骤,一些低效率的操作也能被经过实践证明更有效的操作所取代,同时还可以减少不必要的试验性治疗。因此,花费在低效率操作和试验性干预上的时间和费用就可大大缩减,使护理实践工作在效率和效益两方面受益。

(四)促进护患关系的改善

循证护理改变了以往医护人员掌握主动权而患者只能被动接受治疗和护理的传统观念,要求护理人员有义务和责任将收集、获取的信息和证据告知患者及家人,使其了解当前有效诊疗方法、不良反应及费用等,护患双方相互交流互动,使患者及家人根据自己的意愿和支付能力酌情进行选择,增强了患者自我意识和能力,有利于获得患者及亲属的信任,达到最佳护理效果。因此,循证护理使传统的护患关系发生了质的变化。

(五)循证护理促进护理学科的发展

许多护理手段停留在约定俗成的习惯与经验阶段,缺乏科学依据。循证护理理念的出现打破了传统的思维和工作模式,为护理学的发展指明了方法论,使临床护理发展科学化,它以科学的方式促使经验向理论升华,从而促进了护理学科的发展。

(六)具有很大的经济学价值和法律意义

循证护理的理念是将科学与技术结合起来,为成本-效益提供依据,有利于节约资源,控制医疗费用的过快增长,具有经济学价值。此外,循证护理是通过正确利用及分析大量的临床资料来制定护理决策的,在此基础上进一步做出判断以指导临床各项治疗、护理措施,这一过程有着严格的事实依据。在法律规范日臻完善和患者维权意识日益增强的今天,将循证护理运用于临床不失为临床护理人员维护患者利益和保护自身合法权益的有力措施。

循证护理是20世纪90年代护理领域中兴起的新观点、新思维,这个观念同整体性护理一样,应渗透到护理的各个领域,一旦为护理人员所认同和接受,将使护士行为产生巨大的转变。

第二章

护 理 指 标

第一节 护 患 比

一、概述

护患比反映护理服务需求和护理人力的匹配关系。计算护患比,能够帮助管理者了解当前护理人力配备状况,进而建立一种以护理服务需求为导向的科学调配护理人力的管理模式,让需要照护的患者获得护理服务,保障患者的安全和护理服务质量。

二、指标的定义和意义

(一)指标定义

1.护患比

统计周期内当班责任护士人数与其负责照护的住院患者数量之比。

2.当班责任护士人数

统计期间内在岗直接看护患者的责任护士总人数,不包括治疗护士(配药护士)、办公班(主班)护士、护士长等其他岗位护士。

(二)指标的意义

患者护理结局的好坏,与护理人力的配备有直接关系。护患比反映护理服务的有效人力投入,反映执业护士直接照护患者数量情况,而护理人力的合理配置,是护理服务的规范化的基本保障,属于护理质量的结构指标。无论是从逻辑还是实证研究的结果上看,合理护理人力配备与护理质量密切相关。如护患比过高,代表每个护士照护患者数量增加,护士的护理工作量超负荷,将影响护理质量、患者结果及护理队伍稳定。患者安全隐患、医患矛盾、护理质量、护理人员因工作压力而离职等问题,都与护理人力配备不足密切相关。

然而,何为"合理",却一直困扰着国内护理管理者。到目前为止,能够指引管理者配备护理人力的工具依旧十分缺乏。对于护理人力配置而言,我们也一直在探求以患者需要为导向的指标,"护患比"便是其中之一。国内有些医院已经开始探索使用这一指标进行护理人力的调配。本节通过研讨护患比的测算和应用方法,为管理者提供一种从完善人力配备出发提升护理质量的参考路径。

从护患比的定义可以看出,如果需要接受照护的患者数固定,提供护理服务的执业护士人数越多,护患比越高。例如,国家卫生计生委颁布的"三级医院评审标准"主张每个责任护士平均看护患者数量不超过 8 个。假定某个护理单元通过实践表明,当护患比达到 1∶8 时,护理服务质量能够得到保障,那么,其他类似的护理单元若护患比低于此值,应当考虑增加护理人力的配置。再如,当管理者发现不同班次之间护患比的差异很大,夜班的护患比明显低于此值,则应根据患者护理工作量需求配备护士人数,达到合适护患比。

值得注意的是,不同护理单元收治的患者类型不同,所以,即便患者数量相同,护理工作量的差异也可能很大。管理者应该监控全院各护理单元护患比情况,根据患者疾病严重程度和护理依赖度合理调配护理人员,必要时增加护士人数。同时,考量各护理单元、各班次患者护理需求的差异性,保持护士与患者的合适比例。重症监护室、母婴同室等收治危重患者等护理工作服务强度明显高于普通病房的护理单元,则需配备的护理人力也较多。故此,测量护患比时,可以计算一个医院各个时段平均的护患比,也可以根据管理的需要,计算不同护理单元、不同时段的护患比,如各护理单元护患比、白班护患比、夜班护患比等。

三、测量方法

(一)计算公式

平均每天护患比＝1×(统计周期内每天各班次责任护士数之和/同期每天各班次患者数之和)。

"统计周期"是质量管理者关注的时间段,如某年、某月、某一天或某个班次等。其中,每个班次或每天"收治患者总数"包含统计时期始收治在院患者总数与新转入患者数之和,例如,该班次起始时点在院患者 20 人,到该班次结束,转出 2 人,转入 3 人,则"收治患者总人数"为 23 人。

(二)数据及来源

1.涉及的变量

统计周期、统计周期内收治患者总人数及在岗责任护士人数。

2.数据来源及采集方式

某一班次及每一天在岗责任护士的总人数,通常可以从各专业临床科室护理单元排班表中获得;收治患者总人数可以从统计报表中获得。

四、指标的使用方法

从护理质量管理的角度出发,护患比至少可以应用于护理人力配置的预判和护理质量与护理人力配置关联推断这两个方面。无论应用在哪个方面,只要应用得当,都有助于一线护理服务规范、有序地开展,进而有助于防范护理不良事件的发生,提升护理质量。

(一)护理人力配置的预判

如前所述,护患比是一个引导管理者"基于患者的护理需要"配置护理人力的工具。管理者根据不同护理单元收治患者的情况,从患者安全出发,应当对这些护理单元最低并且合理的护患比的"理论值"做到心中有数。管理者通过采集相关的变量信息,计算当前不同护理单元实际的护患比,与护患比的"理论值"对比,便可以预先判断护理单元人力配置是否恰当、尚可、不足、过多。继而,便可以考虑护理人力的增减和(或)存量调配。即便短期内无法改进人力配置,至少让管理者明了潜在的风险。

事实上,每当护理对象发生显著变化时,管理者都可以通过护患比的计算来指引护理人力的配置。另一方面,管理者有必要定期分析各个护理单元护患比(有条件的医疗机构,甚至可以把护患比作为一个日常监测的指标),通过护患比的变化识别护理人力的配置是否合理,进而提前进行护理质量风险的预判,做好应对和预案,以保障患者的安全和护理质量。

(二)护理质量与护理人力配置关联的推断

当管理者同时掌握护理单元护患比和该护理单元其他护理质量指标的情况,或者同时掌握多个护理服务内容和强度相似的护理单元的这两类信息,那么,管理者就可以通过分析护患比与另外一个或几个护理质量指标值的关联,来推断护患比与其他护理质量指标的关联特性,甚至得出护患比与其他指标的关联规律(如护患比每提高1%,某指标值升高或降低2%等)。

关联推断的方法：假定管理者除了护患比以外还掌握另一个护理质量结局指标的数值(图 2-1)，随着护患比的增加，另一个指标值也随之增加，说明两者之间为正相关关系；如果随着护患比的增加，另一个指标值随之下降，说明两者之间为负相关关系；如果随着护患比的增加，另一个指标值并无显著的变化或变化趋势不明朗，说明两者之间无相关关系。如果分析结果发现护患比与某一护理结局指标关联密切，那么，一线护理人力配置的问题很可能就是导致这个不良事件的原因，管理者应当考虑通过人力调配进行质量改善。

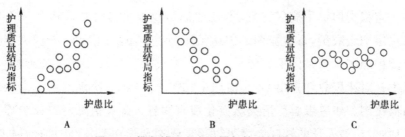

图 2-1　推断护理人力配置与护理结局关系

A.表示护理结局指标值与护患比呈正相关关系；B.表示护理结局指标值与护患比呈负相关关系；C.表示护理结局指标值与护患比没有相关关系

可见，关联分析能够给管理者直接的证据，把通过关联分析获得的证据及时反馈给院长、护理部主任、科主任、护士长、人力资源部门或其他护理单元的决策者，有助于他们快速把握问题，有理有据地进行决策。

五、评述

护患比之所以能够作为护理质量的敏感指标，是因为患者能否获得与其病情相应的规范的护理服务，取决于有多少一线护理人员能够为患者提供服务。如若人手不足，护理服务的数量和质量都会大打折扣，继而有损患者的安全和护理结局。

世界上有些地区甚至对护患比进行了法律上的强制规定。例如，美国的加利福尼亚州早在 1999 年就强制执行最低护患比，规定重症监护室的最低护患比为 1∶2、分娩及产后综合病房为 1∶3、儿科为 1∶4、普通专科病房为 1∶5(2008 年调整为1∶4)等。许多研究对加利福尼亚州强制执行最低护患比的政策进行了评估，结果发现此项政策的实施确实有助于降低护理不良事件和提升护士工作满意度。到 2010 年，美国已有 15 个州和哥伦比亚地区采用了这种"最低护患比"规定或者签署了相关法案。

澳大利亚的维多利亚州是另一个较早实行"最低护患比"制度的地区。初期,维多利亚州要求辖区内的公立医院最低护患比达到 1：4。到了 2004 年,在澳大利亚护士联盟的推动下,维多利亚州政府将最低护患比调整为"5：20"。尽管从数值上看,5：20＝1：4,但在操作层面,政策调整后,护理单元的人力配备较过去灵活了。这是因为一个护理单元有多个护士时,有些护士护理患者病情严重,从绝对数量上看,这些护士人均护理的患者可能不到 4 个,而另一些护士护理的患者病情较轻,他们人均护理的患者可能超过 4 个。但只要从总体上看,这个护理单元不违反 5：20 的护患比,便不会违规。因此,新的模式把护士人力配置的决定权交回给了病区管理者,使他们可以根据患者的病情和护士的能级情况来决定护士数量,再次强调了护理工作是一个团队的工作,护理工作是由整个病区的护理团队来共同承担的。

日本针对床位数计算出 24 小时内平均护士人数,还明确规定了夜班护士配置的最低比例。如果患者病情突然变化或有紧急入院等情况而引起护理工作量突然增加时,护理人员的呼叫制度可以保证迅速调集在家备班的护士前来补充;如果配置的护理人力超过了实际工作需要,也可随时安排部分上班护士回家,以减少当班的剩余人力。

目前,我国已经在三级医院评审时引入了护患比的概念,对三级医院提出了"每位责任护士照护患者不超过 8 人"的基本要求,中国台湾地区护士工会联合会发布的数据显示,2011 年台湾地区白班护患比为 1：（6～13）,小夜班为 1：（10～20）,大夜班为 1：（13～20）。

作为护理人力资源配置、护理质量结构性指标,国内更多地采用床护比指标,是把床位数量作为护理人员配置的最主要因素,国内大多数医疗机构实际开放床位比编制床位要多,因此床护比指标的床位计算应以实际开放床位为基数,但床护比并未考虑患者数量、病情变化需要,因此存在一定的人力配备局限性。国外更成熟的是评价护患比。护患比以患者所需的护理工作量为主要因素,概念更合理化;护患比更符合国家卫生健康委员会提出的"每位责任护士平均负责患者数量不超过 8 人"的要求。无论是床护比或护患比进行护理人力资源的配备、评价,除与患者的病情、床位使用率有关外,还与病房的条件设施、相关配套设施,如配液中心、护理人员的工作效率及当地的风俗习惯等相关。

六、应用此指标可能遇到的问题和应对方法

（一）统计期间内收治患者总人数

（1）某统计时间点的住院患者人数。

(2)统计期间内收治患者总人次,包括转出、出院、收入患者人数。

(二)护士总人数的确定

统计期间内在岗看护患者的责任护士总人数。

(三)护患比的评价频次

护患比指标主要是评价责任护士与看护患者的比例,评价每位护士看护患者的数量,可测量一段时间的平均护患比,或某班次的平均护患比,或某特定班次的护患比。有条件的医院可利用信息化系统,常规测量每班次护患比。

七、此指标与其他敏感指标的关联和联合应用

(1)护患比与护理时数:护患比是合理护士人力配备指标。合理护患比指标的测算基础是收治患者所需护理时数。

(2)护患比是根据患者的护理需要而配备护士,更符合患者实际需求。但也应考虑影响护理人力配备的基础设施建设、设备配备等因素。

第二节 床 护 比

一、概述

床护比反映开放床位和护理人力的匹配关系。计算床护比,能够帮助管理者了解当前开放床位所配备的护理人力状况,进而建立一种以开放床位为导向的护理人力配备管理模式,保障一定数量开放床位护理单元的基本护理人力配备,是医疗机构及其护理单元护理人力的配备参考、评价指标。

二、指标的定义和意义

(一)指标定义

1.床护比

统计周期内提供护理服务的单位实际开放床位与所配备的执业护士人数比例,反映平均每张开放床位所配备的执业护士数量。根据护理服务单位的类型,可分为医疗机构总床护比、普通病房护理单元床护比及特殊护理单元床护比等。

2.相关名词定义

(1)实际开放床位数:医疗机构实际收治患者的长期固定床位数,有别于医疗机构执业注册的"编制床位数"。

(2)特殊护理单元床位数和普通病房护理单元床位数:特殊护理单元床位数包括重症医学科、手术室、产房、层流病房、母婴同室床位数。除这些特殊护理单元外,其他护理单元均为普通护理单元,其床位数计为普通病房护理单元床位数。

(3)执业护士总人数:在护理岗位工作的执业护士总人数,含助产士。

(二)指标的意义

患者护理结局的好坏,与护理人力的配备有直接关系。床护比正是反映护理服务的人力投入。床护比过低,表明护理人力不足,而当受到护理人力不足的掣肘时,护理服务的规范化便失去了基础的保障。护理人员的工作强度很可能超负荷,进而影响护理队伍的稳定。

护理服务的需要是配置护理人力的准绳。不同护理单元收治的病例类型不同,需要的护理服务内容和强度也有区别,故此,应用床护比作为人力配置或护理质量结构性指标时,有必要对不同护理单元区别对待。重症医学科(各类重症监护室)、手术室、产房、层流病房、母婴同室等护理单元的护理工作服务强度通常明显高于普通病房,这些单元的床护比一般也比较高。

三、测量方法

(一)计算公式

床护比=1×(统计周期内实际开放床位数/同期执业护士人数)。

(1)测量不同类别床护比,护士总人数为统计周期内相应医疗机构或护理单元的总执业护士人数(包含所有护理岗位注册执业护士),但如果某护理单元有非开放床位配置的全院性专科护士,则在测算护理单元床护比时应排除。

(2)统计周期可根据质量管理评价部门的要求确定统计周期时间,如月、某季、某年等,也可以测量某个时点的床护比。为了便于统计,统计周期内执业护士总人数可以通过期初和期末的执业护士人数算得。

(二)数据及来源

计算床护比涉及全院及各护理单元的实际开放床位数和在岗的执业护士数。从"医院统计报表"可以获得实际开放床位数;从医院的人事部门或护理部可以获得在护理岗位的执业护士人数。从临床科室的执业护士名单和排班表，也可以获得各护理单元的在岗护士人数。

数据采集方式：医院的统计和病案部门通常每天都会统计当天实际开放床位。通过医院人力资源管理信息系统和（或）护理排班信息系统，可以提取统计期间内医院或各病区护理单元护理岗位的执业护士人数，依据这些信息可以计算医院和各护理单元的床护比。如果医院的信息系统尚不能便利地采集和汇总上述信息，可以通过病案科、人事部门、护理部采集上述开放床位和护理人力信息，汇总成"报表"（表 2-1），进行医院和各护理单元床护比的计算。

表 2-1　医疗机构和护理单元床护比信息报表举例

统计单位	统计周期（统计时间）	实际开放床位数	执业护士总数
医院			
普通病房			
手术间			
重症监护室			
母婴同室			
层流病房			
产房			
某护理单元			

四、指标的使用方法

床护比是一个引导管理者基于开放床位数配置护理人力的工具。管理者应当对这些护理单元最低和合理的床护比的"理论值"做到心中有数。理论值可以参考国家卫生行政部门或行业组织的相关推荐，也可以参考国外权威机构发布的推荐值。区域医护服务管理者和医院的管理者还可以结合收治患者的类型、医院的定位和发展方向等因素，拟定自身的床护比标准值。

管理者通过采集相关的变量信息，计算当前不同护理单元实际的床护比，比对床护比的"理论值"，可以预先判断护理单元人力配置是否恰当、尚可、不足、过多。继而管理者可以考虑护理人力的增减和（或）存量调配。即便短期内无法改进人力配置，至少让管理者了解潜在的风险。

事实上，每当开放床位数发生显著变化时，管理者都可根据床护比的计算来指引护理人力的配置。另一方面，管理者可以定期分析各个护理单元床护比，通过床护比的变化识别护理人力的配置是否合理，进而提前进行护理质量风险的预判,做好应对和预案,以保障患者的安全和护理质量。

医院质量管理通常是医院(质控办)、护理部、护理单元三级管理。护理单元床护比不达标时,及时向护理部汇报,护理部首先进行人力资源调配。如无法完成人力资源调配,护理部应向医院人事部门和质控部门汇报,提交院委会解决。医院院委会在质控办、护理部、人力资源部汇报的数据和目标基础上,给予政策支持,督促执行干预措施,保证最低床护比配备,并实施床护比指标质量持续保持方案。

五、评述

在很长一段时间内,床护比几乎是我国卫生行政部门指导医疗机构配置护理人力的唯一一个量化指标。1978 年,原卫生健康委员会发布的《综合医院组织编制原则试行草案》便提出了不同床位规模医疗机构床护比的指导意见,例如,床位数为 100～200 张的机构,推荐床护比为 1∶(0.46～0.49);床位数为 300 张的机构,推荐床护比为 1∶(0.50～0.53);床位数达 500 张的机构,推荐床护比为 1∶(0.58～0.61)。2011 年底,原卫生健康委员会颁发的《中国护理事业发展规划纲要(2011－2015 年)》提出,到 2015 年,全国三级综合医院、部分三级专科医院的医院床护比不低于 1∶0.8,病区床护比不低于 1∶0.6。2014 年,国家卫健委颁布的《优质护理服务评价细则》,也使用床护比作为护理质量的结构性指标。

以床护比作为指标,最大的优势是涉及的变量和计算方法简单,便于操作。这也是这一指标得到广泛应用的原因。然而,值得注意的是,床护比实际上是以"实际开放床位数"代表护理服务的需要,以"执业护士数"代表护理服务的提供。这既忽略了床位使用率对护理服务需要的影响,也没有细致区分护士中有多少人是真正从事护理相关工作、有多少人是从事非护理工作。可见,床护比无论是对护理服务的需要还是提供的测量,都比较粗糙。

作为护理质量的结构性指标,护患比和护理时数要比床护比敏感。国内有学者研究了国内外护理人力资源的配置现状与方法,其中包括以护理时数推算护理人力配备,然后评判目前业内流行的床护比标准的恰当性。

此外,影响护理服务需要和提供的因素复杂,应用床护比时应当结合患者的病情、病房的条件设施、相关配套设施(如是否设有配液中心)、护理人员的工作效率及当地的风俗习惯等进行综合考虑。翁卫群等根据收治患者病情危重程度、临床专业、护理工作量不同,将各临床专业病区分为 A、B、C 3 类,测算得出

A 类病区床护比为 1∶0.75，B 类病区床护比为 1∶0.68，C 类病区床护比为 1∶0.57。也有学者以医院等级代表医院收治患者的护理服务需要，提出三级综合医院床护比为1∶(0.63～0.77)，二级医院床护比为 1∶(0.49～0.51)，一级医院床护比为1∶(0.4～0.44)。

　　总而言之，应用床护比时，应综合考虑床位使用率、平均住院日、危重患者占比等影响护理实际工作量的因素。如能结合护患比、护理时数、基础设施建设、设备配备等做全面分析，则能更好地控制偏差。

第三章

护理操作技术

第一节　口腔护理技术

　　白血病是临床上常见的一种造血系统恶性肿瘤,白血病患者在疾病发展过程中常伴有发热、脱水等,使口腔唾液浓缩、变稠,口腔黏膜清洁作用丧失,自洁能力下降,细菌迅速繁殖并分解糖类,使堆积于齿缘软垢及嵌塞于牙间隙和龋齿内的食物发酵腐败,产生吲哚、硫氢基和氨类物质等,引起口腔肿胀、溃疡、糜烂。在临床护理工作中做好白血病患者的口腔护理,不仅能够保持口腔的清洁,消除口腔异味,使患者感到舒适,增进食欲,而且能增加抗病能力,可预防和减少口腔并发症的发生。因此,患者用药期间,护士应密切关注其口腔黏膜情况,积极采取措施,减少口腔疾病的发生。

一、操作目的

　　(1)保持口腔清洁,预防或减少口腔感染的发生。

　　(2)观察口腔内的变化,提供病情变化的信息。

　　(3)促进患者舒适。

二、操作步骤

(一)评估

1.时段

入院时、化疗期间、粒细胞缺乏期。

2.顺序

口唇、口角、齿龈、双颊、上颚、舌面、舌下、咽部。

(二)操作前护理

1.患者准备

检查生命体征稳定,了解操作的目的、方法。

2.用物准备

一次性弯盘、水杯、pH 试纸、液状石蜡、棉棒、漱口液、一次性垫布、手电筒等。

(三)操作方法

1.小化疗

牙龈器冲洗剂在晨起、睡前含漱 3 分钟;碳酸氢钠、制霉菌素在饭前、饭后含漱。

2.大剂量化疗

牙龈炎冲洗剂、碳酸氢钠、制霉菌素在睡前、晨起、进食前后、用药前后半小时交替含漱,每次 3~5 分钟,每次 2~3 口。

3.大剂量甲氨蝶呤

亚叶酸钙稀释液含漱并吞咽,每天分 3~4 次,每次 3 口,第 1、2 口含漱后吐掉,第 3 口吞下。

(四)操作后护理

(1)协助患者舒适卧位。

(2)漱口结束,物品按医疗垃圾处理。

三、口腔感染

(一)临床表现

牙龈增生、肿胀、触痛,也可蔓延到咽部、扁桃体等部位,口腔局部黏膜苍白或充血,伴有疼痛性的隆起或破溃。

(二)机制

(1)强烈的化疗可加重白血病患者的细胞和体液免疫功能缺陷,引发严重感染。

(2)细胞毒药物易导致口腔的生理屏障受损,引起口腔炎、舌炎、咽炎,原有的致病菌可通过上述创面引起局部或全身的感染。

(3)化疗药物对黏膜上皮细胞有直接损伤作用,通过抑制 DNA 合成而影响细胞再生、成熟和修复过程,引起口腔黏膜溃疡。

（4）化疗后骨髓造血功能受抑，常伴有中性粒细胞减少，造成口腔局部感染。

（5）化疗后由于胃肠道毒副作用使患者饮水、进食减少，口腔内寄生的正常菌群大量繁殖，口腔自洁作用减弱，产生吲哚、硫氢基、胺类等破坏口腔内环境，导致口腔黏膜受损而形成溃疡。

（6）由于大量抗生素及糖皮质激素的应用，使口腔正常菌群受抑，某些致病菌、真菌异常繁殖，引起口腔溃疡感染。

（7）有研究证实早期口腔溃疡与单纯性疱疹病毒Ⅰ型有关，为机体内潜伏病菌被激活所致。

(三)常用口腔护理液及用途

1.饱和生理盐水

缓解口腔黏膜水肿。

2.4％碳酸氢钠漱口液

改变口腔 pH,使口腔成碱性环境预防真菌感染。

3.制霉菌素漱口液

用制霉菌素 5 片研磨成粉后用生理盐水化开,可用于预防和治疗口腔真菌感染。

4.亚叶酸钙漱口液

大剂量甲氨蝶呤化疗患者由于甲氨蝶呤阻断二氢叶酸还原酶易导致 DNA 合成障碍,使口腔黏膜严重破坏,继发黏膜炎,故除常规口腔护理外,还要加用亚叶酸钙漱口液含漱及吞服。

5.贝复剂

促进上皮细胞增生和黏膜组织修复。

6.口腔溃疡糊

可使口腔黏膜表面麻醉,缓解疼痛,保护创面。

7.牙龈炎冲洗器

广谱抗细菌和病毒。

8.碘伏液

碘和表面活性剂结合而成的水溶液,对细菌、真菌、病毒、原虫有广谱杀菌作用并能持续较长作用。

(四)漱口方法

教会正确的漱口方法:漱口液含在口中流动震荡、冲击,同时用舌在齿、颊、腭各方面搅动,使漱口液充分和口腔黏膜接触。漱口时间不应<3分钟。

(五)常见口腔问题的处理方法

1.口腔黏膜水肿

饭后半小时使用饱和生理盐水含漱3~5分钟,紫草泡水饮用。

2.口腔出血

齿龈渗血者使用无菌棉球或吸收性明胶海绵局部压迫止血,或用2%碘甘油涂于齿龈边缘处,有消炎止痛和止血作用。去甲肾上腺素稀释液、云南白药对口腔出血均有效。口腔黏膜及舌部有多个血泡者,口腔护理动作应轻柔,用冰水和冰盐水漱口可使血管收缩减少出血。严重出血者、血小板计数较低者应及时输入血小板悬液。

3.口腔溃疡

(1)破溃表浅者,用含0.25%有效碘的碘棉球湿敷,贝复剂局喷,口腔溃疡糊局涂,微波照射每天2次。

(2)破溃深者用2%过氧化氢溶液清洁溃疡周围皮肤后,用生理盐水清洁溃疡部位,用含0.25%有效碘的碘棉球湿敷每天2~3次,康复新液棉球湿敷每天2~3次,贝复剂局喷,口腔溃疡糊局涂,微波照射每天2~3次。

4.口腔疱疹

阿昔洛韦软膏局涂,每天3次,遵医嘱静脉注射或口服抗病毒药;0.25%有效碘的碘棉球湿敷,每天2次。

5.口腔透明小水疱

阿昔洛韦0.25 g加入生理盐水250 mL稀释后分次漱口,遵医嘱静脉注射或口服抗病毒药。

6.牙龈红肿

碘甘油棉球局敷,每天2~3次、替硝唑漱口液漱口。

7.舌苔异常

对于舌苔白膜或舌苔发黑厚腻的患者,用棉棒蘸取制霉菌素漱口液轻刮舌苔,两性霉素B 25 mg用5%葡萄糖注射液10 mL化开后浸湿小纱布,分次咀嚼,5~10分钟后吐掉。

第二节　动脉采血技术

动脉采血是通过动脉抽取血液标本，进行血气分析，检测有无酸碱平衡失调、缺氧或二氧化碳潴留，判断有无呼吸衰竭及其程度，为诊断和治疗提供可靠依据。

一、病情观察与评估

（1）监测生命体征，观察患者体温、呼吸变化。

（2）观察患者意识状态，评估其配合程度。

（3）观察穿刺部位有无皮损、红肿及动脉搏动强弱。

二、护理措施

（一）体位及穿刺部位选择

取合适体位，充分暴露穿刺部位，首选桡动脉，其次足背动脉。若为股动脉穿刺，穿刺侧肢体需外展。

（二）消毒及穿刺

消毒穿刺部位，戴无菌手套，操作者的示指、中指固定动脉搏动最明显处，持注射器在两指间垂直或与动脉走向呈 45°角刺入动脉，一般采血 1～2 mL。

（三）拔针

用无菌棉签垂直按压穿刺部位 5～10 分钟，防止出血或局部形成血肿。

（四）标本处理

排尽标本内的空气，切勿回抽，并用橡皮塞封闭针头以隔绝空气，轻轻转动针栓使血液与肝素充分混合，及时送检。

三、健康指导

（1）告知患者采取动脉血的目的、意义及配合要点。

（2）告知患者穿刺部位如有肿胀、疼痛、渗血等情况，需及时告知医务人员。

第三节 凝血因子制品输注护理技术

发生凝血功能障碍的患者应及时给予凝血因子制品输注,以改善患者凝血功能,预防和控制出血,降低关节、组织和脏器功能受损的程度。应根据患者凝血因子基础值、出血严重度、出血部位、是否有抑制物等因素制订治疗方案。护士正确执行医嘱。

融化后的凝血因子制品如因子Ⅷ最不稳定,很容易丧失活性,要用输血器以患者可耐受的最快速度输入;未能及时输用的凝血因子制品不宜在室温下放置过久,不宜放于 4 ℃冰箱,也不宜再冰冻。输注过程中护士应密切关注患者有无输血反应,发现异常及时处理。

一、操作目的

将凝血因子制品通过静脉输入体内,改善患者凝血功能,预防和控制出血。

二、适应证

发生凝血功能障碍的患者。

三、操作过程

(一)评估

(1)患者的年龄、病情、穿刺部位的皮肤、血管状况及肢体活动度。

(2)患者的输血史及过敏史。

(3)患者的心理状态及合作程度。

(二)准备工作

(1)签署凝血因子使用知情同意书。

(2)介绍使用凝血因子的目的及使用中、使用后注意事项。

(3)护士洗手,戴口罩、帽子,必要时戴手套。

(4)患者排尿,体位舒适。

(5)环境清洁,温度适宜。

(6)常规检查:包括肝肾功能、输血全套、血凝常规等。

(7)备好输液用物。

(三)操作过程

(1)凭治疗申请单领取凝血因子制剂。

(2)领药后双人核对床号、姓名、住院号、凝血因子剂量等。

(3)建立静脉通路,使用一次性输血管,用生理盐水连接冲管、排气。

(4)双人核对,将凝血因子制剂轻轻摇匀后按无菌操作原则进行输注。

(5)起始输注速度缓慢滴注,每分钟 20～30 滴,观察 15 分钟后无不良反应可调快滴速至每分钟 60 滴,于 1 小时内输完,以保证凝血因子的作用。

(6)输注过程中每隔 5 分钟轻轻混匀凝血因子制剂。

(7)输注结束连接生理盐水冲洗管路观察患者有无不良反应。

(四)操作后护理

(1)耐心听取患者主诉,询问有无胸痛、胸闷、肢体麻木及发热等症状。

(2)记录输入凝血因子的种类及剂量。

第四节　心肺复苏术

心肺复苏术(cardiopulmonary resuscitation,CPR)是针对心搏、呼吸停止所采取的抢救措施,即应用胸外按压形成暂时的人工循环并恢复心脏自主搏动和血液循环,用人工呼吸代替自主呼吸并恢复自主呼吸,达到恢复自主循环和挽救生命的目的。

一、适应证

心搏、呼吸停止的患者。

二、操作过程

心肺复苏的基本程序是"C、A、B",分别指胸外按压、开放气道、人工呼吸。

(一)快速识别和判断心搏骤停

在环境安全情况下,轻拍或摇动患者双肩,大声呼叫:"喂,你怎么了?",以判断患者有无反应,同时快速检查有无有效呼吸,应在 10 秒内完成。

(二)启动急救反应系统

如果患者没有反应、无有效呼吸,应立即呼救,启动急救反应系统,在院外拨打"120",院内应呼叫其他医护人员,尽快获取除颤仪及抢救物品和药品,并组成抢救团队。

(三)循环支持(circulation,C)

1.判断大动脉搏动

成人检查颈动脉的搏动,方法是使用 2 个或 3 个手指找到气管,将手指滑到气管和颈侧肌肉之间的沟内即可触及,触摸时间至少 5 秒,但不超过10 秒。儿童和婴儿可检查其肱动脉或股动脉。如果触摸不到动脉搏动,应立即进行胸外按压。

2.胸外按压

成人按压部位在胸部正中,胸骨的中下部位,两乳头连线之间的胸骨处。操作者在患者一侧,一只手的掌根部放在胸骨两乳头连线处,另外一只手叠加在其上,两手手指交叉紧紧相扣,手指尽量向上,避免触及胸壁和肋骨,减少按压时发生肋骨骨折的可能性。按压者身体稍前倾,双肩在患者胸骨正上方,双臂绷紧伸直,按压时以髋关节为支点,应用上半身的力量垂直向下用力快速按压。按压频率在每分钟 100~120 次,胸骨下陷至少 5 cm,胸骨下压时间及放松时间基本相等,放松时应保证胸廓充分回弹,尽量减少对胸壁施加残余压力,但手掌根部不能离开胸壁。尽量减少胸外按压间断,或尽可能将中断控制在10 秒钟以内。婴儿按压部位在两乳头连线之间的胸骨处稍下方。8 岁以下儿童患者按压深度至少达到胸廓前后径的 1/3,婴儿大约为 4 cm,儿童大约为 5 cm。成人心肺复苏,不论是单人还是双人 CPR,胸外按压/通气比例均为 30∶2。单人儿童和婴儿CPR 亦如此,但双人 CPR 时,儿童和婴儿的胸外按压与通气比例为 15∶2。

(四)开放气道(airway,A)

1.仰头抬颏(颌)法

方法是将一手小鱼际置于患者前额,使头部后仰,另一手的示指与中指置于下颌角处,抬起下颏(颌)。注意手指勿用力压迫下颌部软组织,防止造成气道梗阻。

2.托颌法

操作者站在患者头部,肘部可支撑在患者躺的平面上,双手分别放置在患者头部两侧,拇指放在下颏处,其余四指握紧下颌角,用力向上托起下颌,如患者紧闭双唇,可用拇指把口唇分开。

(五)人工呼吸(breathing,B)

每次通气应在 1 秒钟以上,通气量使胸廓轻微起伏即可。如果患者有自主循环存在,但需要呼吸支持,人工呼吸的频率为 10~12 次/分,即每 5~6 秒钟给予人工呼吸 1 次。婴儿和儿童人工呼吸的频率为 12~20 次/分,即每 3~5 秒钟给予通气 1 次。没有自主循环存在时,已建立高级气道者,人工呼吸的频率为 8~10 次/分,即每 6~8 秒给予人工呼吸 1 次。

(六)心肺复苏效果的判断

复苏有效时,可见瞳孔由散大开始回缩,面色由发绀转为红润,颈动脉搏动恢复,患者有眼球活动,睫毛反射与对光反射出现,甚至手脚开始抽动,自主呼吸出现等表现。

三、注意事项

(一)高质量的心肺复苏

按压频率为每分钟 100~120 次(15~18 秒按压 30 次),按压深度至少 5 cm,保证胸廓充分回弹,尽量减少中断,避免过度通气。

(二)按压者的更换

多个复苏者时,可每 2 分钟换一位按压者,换人操作时间应在 5 秒钟内完成,以减少胸部按压间断的时间。

第五节　除　颤　术

除颤亦称为非同步电复律,是利用高能量的脉冲电流,在瞬间通过心脏,使全部心肌细胞在短时间内同时除极,从而使具有最高自律性的窦房结重新主导心脏节律的方法,主要用于转复心室颤动。根据电极板放置的位置,除颤可分为体外和体内两种方式,后者常用于急症开胸抢救者。本节主要阐述人工体外除颤。

一、适应证

适应证主要是心室颤动、心室扑动、无脉性室性心动过速者。

二、操作前护理

(一)患者准备

去枕平卧于硬板床上,松开衣扣,暴露胸部,检查并除去身体上的金属及导电物质,了解患者有无安装起搏器。

(二)物品准备

除颤仪,导电糊或4~6层生理盐水纱布,简易呼吸器,吸氧、吸痰用物,急救药品等。

三、操作过程

(一)确定心电情况

监测、分析患者心律,确认心室颤动、心室扑动或无脉室性心动过速,需要电除颤。

(二)开启除颤仪

连接电源线,打开电源开关,将旋钮调至"ON"位置,机器设置默认"非同步"状态。

(三)准备电极板

将导电糊涂于电极板上,或用4~6层盐水纱布包裹电极板。

(四)正确放置电极板

一个电极板放在胸骨右缘锁骨下第2~3肋间(心底部),另一个电极板放在左乳头外下方或左腋前线内第5肋间(心尖部),两电极板之间相距10 cm以上。

(五)选择能量

双向波除颤仪为120~200 J(或参照厂商推荐的电能量),单向波除颤仪为360 J。儿童每千克体重2 J,第2次可增加至每千克体重4 J。

(六)充电

按下"充电"按钮,将除颤仪充电至所选择的能量。

(七)放电

放电前应注意查看电极板是否与皮肤接触良好,放电时电极板应紧贴皮肤并施以一定压力,但不要因为判断皮肤接触情况而影响快速除颤。放电前再次确认心电示波是否需要除颤,高喊口令:"让开"或"我离开,你离开,大家都离开",确认周围无任何人接触患者后按压"放电"按钮进行电击。注意电极板不要立即离开胸壁,应稍停留片刻。

(八)立即胸外按压

电击后立即给予 5 个循环(大约 2 分钟)的高质量 CPR,再观察除颤后心电示波图形,需要时再次给予除颤。

四、操作后护理

(一)病情观察

擦净患者胸壁皮肤,密切观察患者心律、心率和血压等生命体征,随时做好再次除颤的准备。

(二)物品管理

关闭电源开关,清洁电极板,备心电图描记纸,除颤仪充电备用。

五、注意事项

(1)除颤前确定电极板放置部位要准确,局部皮肤无潮湿、无敷料。如患者带有植入性起搏器,应避开起搏器部位至少 10 cm。

(2)不可将涂有导电糊的两电极板相对涂擦,以免形成回路。不可用耦合剂替代导电糊。

(3)放电前确保任何人不得接触患者、病床及与患者接触的物品,患者胸前无氧气流存在,以免触电或发生意外。

(4)操作者身体不能与患者接触,不能与金属类物品接触。

第六节 鼻 饲 术

一、鼻饲目的

对不能由口进食者或者拒绝进食者,提供足够的热量和蛋白质等多种营养素和药物,以满足其对营养和治疗的需求。

二、操作流程

(一)评估

(1)患者的病情及治疗情况,是否能承受插入导管的刺激。

(2)患者的心理状态与合作程度,既往是否接受过类似的治疗,是否紧张,是否了解插管的目的,是否愿意配合和明确如何配合插管。

(3)患者鼻腔黏膜有无肿胀、炎症,有无鼻中隔偏曲,有无鼻息肉等。

(二)操作

(1)清洁鼻孔,戴手套,测量插管长度(自前额发际到剑突的长度),必要时以胶布粘贴做标记,相当于 45～55 cm。

(2)润滑胃管前段,左手托住胃管,右手持胃管前端,沿一侧鼻孔缓缓插入,到咽喉部时(约 15 cm),嘱患者做吞咽动作,同时将胃管送下至所需长度,暂用胶布固定于鼻翼。

(3)抽吸胃液,若有胃液证实胃管是在胃中,将胃管用胶布固定于面颊部。

(4)注入少量温水,再注入流质,注射完以少量温水冲洗胃管,提起胃管末端使水进入胃内。

(5)折胃管开口端,用纱布包好,夹子夹紧,再用别针固定于枕旁。

(三)为昏迷患者插胃管

插管前应先撤去患者枕头,头向后仰,可避免胃管误入气管,当胃管插入 15 cm 时,将患者头部托起,使下颌靠近胸骨柄,以增大咽喉部通道的弧度,便于胃管顺利通过会厌部缓缓插入胃管至预定长度。

(四)确认胃管在胃内的方法

(1)连接注射器于胃管末端进行抽吸,抽出胃液。

(2)置听诊器于患者胃部,快速经胃管向胃内注入 10 mL 空气,能听到气过水声。

(3)将胃管末端置于盛水的治疗碗内,无气泡逸出。

三、并发症的预防及处理流程

(一)腹泻、腹痛

腹泻患者大便次数增多,部分呈水样便,肠鸣音亢进,部分患者有腹痛。

1.处理

(1)及时清理,保持肛周皮肤清洁干燥。

(2)腹泻严重者,遵医嘱应用止泻药物,必要时停用。

(3)菌群失调患者,可口服乳酸菌制剂。

2.预防

(1)鼻饲液现用现配,配制过程中防止污染。

(2)营养液浓度适宜,灌注的速度不能太快,温度以 37～42 ℃ 最为适宜。

(二)胃食管反流

胃潴留腹胀,鼻饲液输注前抽吸胃液可见潴留量＞150 mL,严重者可引起胃食管反流。

1.处理

(1)鼻饲前常规检查胃潴留量,＞150 mL 时应暂停鼻饲。

(2)协助患者进行腹部环形按摩,促进肠蠕动。

(3)胃潴留的重病患者,遵医嘱给予甲氧氯普胺,加速胃排空。

2.预防

(1)每次鼻饲量不超过 200 mL,间隔时间不少于 2 小时。

(2)鼓励患者床上及床边活动,促进胃肠功能恢复。

(3)进行腹部环形按摩,促进肠蠕动。

(4)鼻饲前常规检查胃潴留,＞150 mL 时应暂停鼻饲。

(三)血压下降、休克

胃出血时胃管内可抽出少量鲜血,出血量较多时,患者排柏油样便,严重者血压下降,脉搏细速,出现休克。

1.处理

(1)出血量小者,可暂停鼻饲,密切观察出血量。

(2)出血量大者,可用冰盐水洗胃,减轻出血。

2.预防

(1)鼻饲前抽吸力量避免过大,以免损伤胃黏膜引起出血。

(2)胃管位置适当、固定牢固、躁动不安的患者遵医嘱适当使用镇静剂。

(四)呛咳、气喘、呼吸困难

胃食管反流、误吸在鼻饲过程中出现呛咳、气喘、心动过速、呼吸困难的症状,严重者肺内可闻及湿啰音和水泡音。

1.处理

(1)出现反流误吸,应立即帮助患者清除误吸物,必要时进行吸引。

(2)告知医师,根据误吸程度进行对症处理。

2.预防

(1)鼻饲时床头应抬高,避免反流误吸。

(2)选用管径适宜的胃管,匀速注入。

(3)管饲前后半小时应禁止翻身扣背,以免胃受机械性刺激而引起反流。

(4)管饲前应吸净气管内痰液,以免吸痰时腹内压增高引起反流。

四、注意事项

(1)插管动作应轻稳,特别是在通过食管3个狭窄处时。

(2)须经鼻饲管使用药物时,应将药片研碎,溶解后再灌入。

(3)每次鼻饲量不超过200 mL,间隔时间不少于2小时,温度控制在39~41 ℃。

(4)长期鼻饲者,应每天进行口腔护理,胃管应每周更换(晚上拔出),第二天清晨再由另一鼻孔插入。

第四章

影像科检查的护理

第一节　计算机体层成像常规检查的护理

一、计算机体层成像普通检查护理

(一)检查前护理

(1)信息确认:患者凭检查信息通过影像存储与传输系统(picture archiving and communication system,PACS)系统进行预约、登记确认。留取联系电话,遇特殊情况便于通知患者。

(2)检查分检:护士或登记员根据检查信息进行分检,指导患者到相应地点等待检查。

(3)评估核对:护士仔细阅读检查申请单,核对患者信息(姓名、性别、年龄、检查部位、检查设备等)。详细询问病史,评估患者病情,核实患者信息、检查部位、检查方式,对检查目的要求不清的申请单,应与临床申请医师核准确认。

(4)健康教育:护士进行分时段健康教育,特殊患者采取个性化健康教育,讲解检查整个过程、检查所需时间、交代检查注意事项,以及需要患者配合的相关事宜。健康教育形式有口头宣教、健康教育手册、视频宣教等。

(5)去除金属异物:指导或协助患者去除被检部位的金属物件及高密度伪影的衣物,防止产生伪影。

(6)呼吸训练:护士耐心指导胸、腹部检查患者进行呼吸训练。胸部检查应指导患者先吸一口气,再闭住气,保持胸、腹部不动,防止产生运动伪影;腹部检查可以直接屏气。

(7)镇静:对小儿及昏迷、躁动、精神异常的患者,采取安全措施防止坠床,必要时遵医嘱使用镇静药。

(8)指导腹部检查患者正确饮水。

(9)PACS呼叫：及时应用PACS呼叫患者到检。

(二)检查中护理

(1)再次核对患者信息，协助患者进检查室、上检查床，避免坠床或跌倒。有引流管者妥善放置，防止脱落。

(2)按检查部位要求设计体位，指导患者勿移动身体变换体位。

(3)检查时注意保暖，避免患者着凉。

(4)做好患者非照射部位的X线防护。

(5)检查结束后询问患者情况，协助下检查床。

(三)检查后护理

告知患者及家属取片与报告的时间、地点。

二、计算机体层成像增强检查护理

(一)检查前的护理

(1)信息确认：患者凭检查信息通过PACS进行预约、登记确认；在申请单上准确记录患者身高、体重、联系电话。

(2)评估核对：护士仔细阅读检查申请单，核对患者信息（姓名、性别、年龄、检查部位、检查设备等），详细询问病史（既往史、检查史、用药史、现病史、过敏史等），评估患者病情，筛选高危人群。核实患者信息、检查部位、检查方式。

(3)心理护理和健康宣教：在常规宣教的基础上重点告知增强检查的目的及注意事项、合理水化的重要性，注射对比剂后可能出现的正常现象（口干、口苦、口腔金属味、全身发热、有尿意等）和不良反应（如恶心、呕吐、皮疹等），进行针对性护理，消除患者紧张、焦虑的不良情绪。

(4)指导患者或家属签署碘对比剂使用知情同意书。

(5)认真评估血管，安置18～20 G静脉留置针；注意保护，防止留置针脱出。

(6)对比剂常规加温准备。

(7)其他参照计算机体层成像（computed tomogrphy，CT）普通检查前的护理。

(二)检查中的护理

(1)高压通道的建立与确认:连接高压注射器管道,试注水,做到"一看二摸三感觉四询问",确保高压注射器、血管通畅。

(2)患者沟通:再次告知检查注意事项,以及推药时的身体感受,缓解患者紧张情绪。

(3)心理安慰:对高度紧张的患者在检查过程中护士通过话筒给予安慰,鼓励患者配合完成检查。

(4)严密观察:注射对比剂时密切观察患者有无局部和全身症状,防止不良反应的发生,做到及时发现、及时处理。

(5)防止渗漏:动态观察增强图像对比剂进入情况,及时发现渗漏。

(6)检查结束后询问患者情况,评估有无不适,协助下检查床。

(7)指导患者在观察区休息 15～30 分钟,如有不适及时告知护士。

(8)其他参照 CT 普通检查中的护理。

(三)检查后的护理

(1)定时巡视:准备护士定时巡视观察区,询问患者有无不适,及时发现不良反应。

(2)合理水化:指导患者进行水化(每小时不少于 100 mL)以利于对比剂的排出,预防对比剂肾病。

(3)拔留置针:观察 15～30 分钟,患者无不适后方可拔取留置针,指导正确按压穿刺点,无出血方可离开观察区。

(4)告知患者及家属取片与报告的时间、地点,以及回家后继续观察和水化,如有不适及时电话联系。

(5)发生不良反应的处理方法请参照碘对比剂的相应内容。

第二节 磁共振成像常规检查的护理

一、磁共振成像普通检查护理

(一)检查前护理

(1)患者预约:患者凭检查信息通过 PACS 进行预约、登记确认。正确留取患者身高、体重,并记录在申请单上。

(2)检查分检:护士或登记员根据检查信息进行分检,指导患者到相应地点等待检查。

(3)评估核对:护士仔细阅读检查申请单,核对患者信息(姓名、性别、年龄、检查部位等),详细询问病史,明确检查目的和要求;评估患者病情,确认患者信息、检查部位、检查方式的正确;对检查目的要求不清的申请单,应与临床申请医师核准确认。

(4)风险筛查:确认受检查者无磁共振成像(magnetic resonance imaging,MRI)检查绝对禁忌证,患者进入机房前需将身上一切金属物品摘除,包括义齿、钥匙、手表、手机、发夹、金属纽扣,以及磁性物质和电子器件。安置有金属节育环的盆腔受检查者,应嘱其取环后再行检查;由于某些化妆品含有微量金属,必要时检查之前应卸妆。

(5)消化道准备:腹部脏器检查者于检查前6~8小时禁食、禁水;做盆腔检查者禁止排尿(膀胱内保持少量尿液);并进行严格的呼吸训练。

(6)心理护理和健康宣教:向患者介绍检查的目的、禁忌证、适应证、注意事项,应进行的配合,以及环境和机器情况。过度焦虑紧张的患者可由家属陪同(筛查有无焦虑症、恐惧症等)。告知患者扫描检查大概所需的时间,磁场工作时会有嘈杂声响或发热,均属正常,嘱患者在扫描过程中平静呼吸,不得随意运动,以免产生运动伪影(如吞咽动作易导致颈、胸部检查时出现运动伪影;眨眼和眼球运动易导致头颅、眼眶等检查时出现运动伪影;腹部运动过于明显易导致盆腔检查时出现运动伪影等)。若有不适,可通过话筒和工作人员联系。

(7)对于咳嗽的患者检查前遵医嘱止咳后再安排检查。

(8)婴儿检查前半小时不可过多喂奶,防止检查时溢乳导致窒息发生。需行监测麻醉者需禁食、水4~6小时。

(9)镇静准备:对小儿及昏迷、躁动、精神异常的受检者,应在临床医师指导下适当给予镇静处理(10%水合氯醛、苯巴比妥钠、监测麻醉等)。

(二)检查中护理

(1)体位设计:按检查部位要求设计体位,安放线圈,指导患者保持正确的姿势,确保体位不动。严禁患者体位在体内形成回路(两手不能交叉放在一起,双手不与身体其他部位的皮肤直接接触,其他部分的裸露皮肤也不能相互接触,以免产生回路),同时患者皮肤不能直接触碰磁体内壁及各种导线,防止患者灼伤。

(2)患者沟通:再次告诉患者检查时间、设备噪声和发热现象。有特殊需要的患者给予保暖,防止患者着凉。

(3)听力保护:提供听力保护装置(比如耳塞、棉球或 MRI 专用耳麦等),保护受检者听力。

(4)观察病情:检查中注意观察患者有无异常反应。

(5)检查结束后询问患者情况,协助下检查床。

(三)检查后护理

告知患者及家属取片与报告的时间及地点。

二、MRI 增强检查护理

MRI 增强扫描可提供更多的诊断信息,可显示微小病灶,能够更清晰地分辨病灶的性质及范围,有助于明确诊断和鉴别诊断。MRI 增强扫描成功与否直接影响到疾病的诊断,患者配合的好坏是扫描成功的关键因素之一,全程有效的护理干预不但能保证患者安全,而且有利于提高图像质量和诊断效果。

(一)检查前的护理

(1)患者预约:患者凭检查信息通过 PACS 进行预约、登记确认;正确记录患者身高、体重,并记录在申请单上,便于计算注射对比剂使用量。

(2)评估核对:护士仔细阅读检查申请单,核对患者信息(姓名、性别、年龄、检查部位、检查设备等),详细询问病史(既往史、检查史、用药史、现病史、过敏史等),明确检查目的和要求;评估患者病情,筛选高危人群;确认患者信息、检查部位、检查方式的正确。对检查目的要求不清的申清单,应与临床申请医师核准确认。

(3)心理护理和健康宣教:在常规宣教的基础上重点告知增强检查的目的及注意事项、合理水化的重要性,注射对比剂后可能出现的正常现象(口干、口苦、口腔金属味、全身发热、有尿意等)和不良反应(如恶心、呕吐、皮疹等),进行针对性护理,消除患者紧张、焦虑的不良情绪。

(4)必要时镇静:对小儿及昏迷、躁动、精神异常的受检者,应在临床医师指导下适当给予镇静处理(10%水合氯醛、地西泮、监测麻醉等)。

(5)建立静脉通道:认真评估血管,安置 22 G 留置针;嘱患者等待中穿刺侧肢体制动,防止留置针脱出。

(6)指导患者或家属签署钆对比剂使用知情同意书。对于危重患者,原则上不做增强检查,如果特别需要,必须由有经验的临床医师陪同。

(7)急救准备:因 MRI 设备的特殊性,应在 MRI 检查室隔壁设立抢救室,常备各种急救药品和仪器,同定放置,定期查对。护理人员应熟悉抢救药品的药理作用、常用剂量及使用方法,熟练使用抢救器械。若患者发生了对比剂不良反应,应及时地进行抢救。并向临床医师说明发生意外不能在机房内实施抢救,必需转移到抢救室处理。

(8)其他内容参照 MRI 普通检查。

(二)检查中的护理

(1)再次沟通:告诉患者检查时间、设备噪声、发热现象,以及注射对比剂后可能出现的反应,减轻患者紧张情绪;有特殊需要的患者给予保暖,防止患者着凉。

(2)确保静脉通畅:按要求抽吸钆对比剂,连接高压注射器管道,试注水,做到"一看二摸三感觉四询问";确保高压注射器、血管通畅。

(3)严密观察:注射对比剂时密切观察患者有无局部和全身症状,防止不良反应的发生,及时发现、及时处理。

(4)检查结束后询问患者情况,评估有无不适,协助下检查床。

(5)指导患者到观察区休息 15～30 分钟,如有不适及时告知护士。

(6)其他参照 MRI 普通检查。

(三)检查后的护理

(1)定时巡视:准备护士定时巡视观察区,询问患者有无不适,及时发现不良反应。

(2)合理水化:MRI 对比剂的半衰期为 20～100 分钟,24 小时内约有 90% 以原型在尿液中排出。若病情允许,指导患者进行水化(100 mL/h)以利于对比剂的排出,预防肾源性系统纤维化的发生。

(3)观察 15～30 分钟,患者无不适后方可拔取留置针,指导其正确按压穿刺点,无出血方可离开观察区。

(4)告知患者回家后继续观察和水化,如有不适及时电话联系。

(5)发生不良反应的处理方法请参照钆对比剂预防与处理的相关内容。

(6)其他参照 MRI 普通检查。

第三节　常见造影检查的护理

一、食管吞钡(碘水)造影检查护理要点

食管吞钡(碘水)造影检查是诊断食管病变的基本方法,检查是以透视为先导,摄取适当的点片,以显示病变的细节,结合形态及运动功能变化做出诊断。

(一)适应证

(1)有吞咽困难或咽部不适需明确诊断者。

(2)疑食管肿瘤、异物、贲门痉挛、食管静脉曲张及食管先天性疾病。

(3)了解纵隔肿瘤、甲状腺肿块、心血管疾病所致的食管外压性或牵拉性改变。

(4)疑食管肿瘤或经食管镜及拉网检查发现而常规检查未发现者,和食管癌普查或常规检查疑有食管肿瘤及食管病变,但不能确诊者,应做双对比检查。

(5)疑有食管穿孔、食管气管瘘、吞咽动作失调、腐蚀性食管炎者,用食管碘水检查。

(二)禁忌证

(1)腐蚀性食管炎的急性炎症期。

(2)食管穿孔、食管静脉曲张大出血时。大出血后,检查时服用稀钡。

(3)食管气管瘘、食管纵隔瘘者,但此时确需检查,可用水溶性碘剂或碘油。

(4)完全肠梗阻者禁用钡剂检查。

(5)先天性婴幼儿食管闭锁者气管食管瘘或球麻痹(延髓性麻痹)者。

(6)对碘过敏者禁用碘水检查。

(7)心肺功能不全、重度衰竭的患者。

(8)抗胆碱药物禁忌者,不宜做双对比检查。

(三)护理要点

(1)检查前的护理要点。①患者的评估:护士仔细阅读检查申请单,核对患者信息(姓名、性别、年龄、检查部位等),详细询问病史,评估患者病情,确认患者信息、检查部位、检查方式的正确。②消化道准备:检查前一般不需禁食,但进食后不宜立即进行食管检查,以免因有食物残渣黏附在黏膜上影响检查结果。贲

门痉挛、食管裂孔疝、食管下端贲门部肿瘤者需禁食空腹;食管内食物潴留多时,造影前要尽量抽出。③环境准备:调节室内温度为 22～24 ℃,相对湿度为 40%～60%,保持环境清洁、整齐,冬天注意保暖。④心理准备与健康教育:加强与患者的沟通,给患者讲解食管吞钡(碘水)检查的目的、过程和注意事项及配合技巧。钡剂色白、气香、无味,碘剂无色透明、味略苦涩,检查时先让患者含一大口钡,在医师的指令下嘱咐患者一口咽下,同时进行摄片,含在口腔里的钡剂量不宜过多,避免吞下时呛咳;过少不能充分充盈食道黏膜;尽量全部吞下,避免喷出污染屏幕或衣物,造成照射伪影;吞下过程中,头尽量后仰,保持头部不动,以保证检查质量。⑤对比剂准备:稠钡剂,钡水比(3～4):1,调成糊状,约 40 mL;碘剂40～50 mL。配制钡剂浓度应适宜,太浓会导致患者吞咽困难,头部的摆动不便于食管的透视观察及摄片;太稀的钡剂使食管黏膜显影不充分,有可能导致小病灶的遗漏,造成漏诊;若为观察食管异物,可吞服钡棉,观察其钡棉搁置和挂住在异物上的特征。有梗阻者,用 40%～50%稀钡。⑥急救物品、药品、器材的准备:配备急救车、各种抢救药品、氧气筒、氧气枕、血压计、心电监护仪、吸痰器、平车、急救包等,定期检查,保持 100%完好无损。⑦碘水造影的患者检查前签署碘对比剂使用知情同意书。⑧指导或协助患者去除被检部位的金属物件及高密度伪影的衣物,以防止伪影的产生。

(2)检查中的护理要点。①再次核对患者信息。②协助患者进机房,让其取站立位,后背紧贴检查床,必要时用约束带固定患者于检查床上,避免检查床转动时患者跌倒。有引流管的患者应妥善固定引流管,防止牵拉、脱落。③将准备好的钡剂放置在固定架上,便于患者取放。④再次交代患者检查中的注意事项及配合事宜。⑤先进行胸腹常规透视,再根据病情采用不同的体位,在医师的指令下吞服钡剂(碘剂)检查。⑥检查中注意观察患者的反应。

(3)检查后的护理要点:检查完毕后协助患者清洁口腔,根据病情嘱其多饮水,多食含粗纤维的食物,加速钡剂的排泄;同时告知患者次日解大便为白色,不用紧张;如排便困难者可使用缓泻剂和灌肠促进排便。碘水造影的患者需观察有无不良反应的发生。

二、上消化道钡剂(碘剂)检查护理要点

上消化道造影是指从口咽至十二指肠水平部,包括食管、胃、十二指肠的造影检查。

(一)适应证

(1)食管:见食管吞钡(碘水)检查。

(2)胃:慢性胃炎、胃下垂、胃黏膜脱垂、胃排空延迟、胃癌、胃溃疡、贲门失弛缓症、胃食管反流、胃和十二指肠反流、胃空肠吻合狭窄。

(3)十二指肠:十二指肠壶腹炎、十二指肠球部溃疡、十二指肠憩室、肠系膜上动脉综合征、十二指肠手术后复查。

(4)先天性胃肠道异常者。

(5)腹上区肿块需明确与胃肠道的关系。

(二)禁忌证

(1)见食管吞钡(碘水)检查禁忌证。

(2)急性胃肠道穿孔、急性胃肠炎者。

(3)急性胃肠道出血,一般在出血停止后 2 周,大便隐血试验阴性后方可检查。如临床急需检查,可在准备应急手术的条件下进行。

(4)肠梗阻,尤其是结肠梗阻者。但对单纯不全性或高位小肠梗阻,为明确原因可酌情用稀钡或碘剂检查。

(三)护理要点

(1)检查前的护理要点。①患者的评估:护士仔细阅读检查申请单,核对患者信息(姓名、性别、年龄、检查部位等),详细询问病史,评估患者病情,确认患者信息、检查部位、检查方式的正确。②消化道准备:造影前 1 天不要服用含铁、碘、钠、铋、银等的药物;造影前 1 天不宜多吃纤维类和不易消化的食物。造影前 1 天晚餐吃少渣、不易产气饮食,如稀饭等。禁食、水 6~8 小时。③环境准备:调节室内温度为 20~24 ℃,相对湿度为 40%~60%,保持环境清洁、整齐,关闭门窗。冬季注意保暖。④心理护理与健康教育:向患者讲解上消化道钡剂检查的目的、过程和注意事项,训练其配合技巧。说明钡剂色白、气香、无味,碘剂无色透明、味略苦涩,检查时在医师的口令下吞服钡剂,可能会出现恶心、呕吐症状,深呼吸可以缓解;检查中体位会出现改变,如有不适及时告诉医务人员;检查后嘱患者多饮水,加速钡剂的排泄,同时告知患者次日所排大便为白色,不用紧张。⑤对比剂准备:钡水比例为 1:1.5,总量为 60~100 mL 或碘水 60~100 mL。⑥急救物品、药品、器材的准备:配备急救车、各种抢救药品、氧气筒、氧气枕、血压计、心电监护仪、吸痰器、平车、急救包等,定期检查,保持 100%完好无损。⑦碘水造影的患者检查前签署碘对比剂使用知情同意书。⑧指导或协助患者去除被检部位的金属物件及高密度伪影的衣物,以防止伪影的产生。

(2)检查中的护理要点。①再次核对患者信息。②协助患者进机房,让患者背靠于检查床上,双手交叉上举拉住头顶固定环,用约束带固定患者。有引流管的患者应妥善固定引流管,防止牵拉、脱落。③将准备好的钡剂放置在固定架上,便于患者取放。④再次交代检查中的注意事项及配合事宜。⑤按照医师指令吞服造影剂,依次进行各部位的摄片检查。⑥检查过程中密切观察患者的病情变化,发现异常及时处理等。⑦加强安全管理,防止体位改变引起不适或坠床。

(3)检查后的护理要点:同食管吞钡(碘水)检查。

三、全消化道钡剂(碘剂)检查护理要点

全消化道造影检查是从口咽至结肠,当对比剂到达回盲部时进行最后的摄片,检查结束,观察有无肠道梗阻,回盲部结核、肿瘤等。

(一)适应证

(1)同食管吞钡(碘水)检查适应证。

(2)同上消化道钡剂(碘水)检查适应证。

(3)怀疑小肠炎症和肿瘤者。

(4)不明原因的腹痛、腹胀、腹泻者。

(5)胃肠道出血经胃、十二指肠及结肠检查阴性而怀疑出血来自小肠者。

(二)禁忌证

(1)同食管吞钡(碘水)检查禁忌证。

(2)同上消化道钡剂(碘水)检查禁忌证。

(三)护理要点

(1)检查前的护理要点。①对比剂准备:钡水比 1∶1.2,量约 100 mL,加入甲氧氯普胺粉剂 20~130 mg,或碘剂 100~120 mL。②其他同上消化道钡剂检查。

(2)检查中的护理要点。①检查后告知患者下次摄片的时间,嘱患者多走动或取右侧卧位,以促进对比剂尽快到达回盲部。②其他同上消化道钡剂检查。

(3)检查后的护理要点:同食管吞钡(碘水)检查。

四、钡灌肠检查护理要点

钡灌肠即从肛门插入一根肛管,利用灌肠机灌入钡剂,再通过 X 线检查,可用于诊断结肠占位、肠息肉、炎症、溃疡、梗阻、先天性巨结肠等病变,也可作为下消化道内镜检查的补充检查。

(一)适应证

(1)结肠肿瘤、息肉、溃疡、憩室、结核等器质性病变及腹腔肿瘤。

(2)肠梗阻:鉴别低位小肠梗阻与结肠梗阻。

(3)肠套叠(有一定的治疗作用,但要注意套叠的时间,避免肠道因长时间缺血而坏死,灌肠时压力过大而穿孔)。

(4)结肠先天性异常如巨结肠等。

(二)禁忌证

(1)结肠活动性大出血、穿孔、坏死。

(2)急性阑尾炎、急性肠炎或憩室炎者。

(3)妊娠期妇女。

(4)结肠病理活检后(24 小时内)。

(5)心力衰竭、呼吸衰竭等全身情况差者。

(6)高龄患者(相对禁忌)。

(三)护理要点

(1)检查前的护理要点。①患者的评估:护士仔细阅读检查申请单,核对患者信息(姓名、性别、年龄等),详细询问病史、过敏史,评估患者病情,确认患者信息的正确。同时了解患者有无其他检查,如同时进行 CT 腹部检查,应安排患者先做 CT,再做钡灌肠。②消化道准备:造影前 2 天不要服用含铁、碘、钠、铋、银等的药物;造影前 1 天不宜多吃纤维类和不易消化的食物;造影前 1 天晚上,吃少渣饮食,如豆浆、面条、稀饭等。禁食、水 6～8 小时。检查前排空大便,清洁灌肠后 2～3 小时行钡灌肠(若查巨结肠则无须洗肠)。③环境准备:调节室内温度为 22～24 ℃,相对湿度为 40%～60%,保持环境清洁、整齐,备好屏风和窗帘,保护患者的隐私,关闭门窗,注意保暖。④心理护理与健康教育:为患者及其家属讲解钡灌肠的目的、过程和注意事项。告知患者在灌钡肠的过程中,感到腹胀有便意时,尽量憋住,深呼吸可缓解,如不能耐受,请及时告知。检查中床会转动,不要紧张。⑤灌肠溶液准备:常用 1:4 的钡水悬浊液(800～1 000 mL 水中加入 150～200 g 的硫酸钡)。成人每次用量为 800～1 000 mL,小儿为 200～500 mL。溶液温度为 39～41 ℃。⑥灌肠物品准备:灌肠机、肛管、血管钳、液状石蜡、棉签、卫生纸、纱布、手套、一次性中单、治疗巾、便盆、温度计。⑦急救物品、药品、器材的准备:配备急救车、各种抢救药品、氧气筒、氧气枕、血压计、心电监护仪、吸痰器、平车、急救包等,定期检查,保持 100% 完好无损。⑧指导或协助患者去除被检部位的金属物件及高密度伪影的衣物,以防止伪影的产生。

(2)检查中的护理要点。①再次核对患者信息,询问是否行清洁灌肠,评估患者的情况,有无高危因素。②携用物至检查床旁,解释操作目的、灌肠时的反应、配合要点及注意事项。③洗手、戴口罩;关闭门窗,打开屏风。④扶患者上检查床取左侧卧位,臀下垫一次性尿布,脱裤至膝部,将臀部移至床沿,双膝屈曲。用棉被遮盖患者胸、背、腹部及下肢,给患者保暖,注意保护患者隐私。⑤戴手套,将准备好的灌肠液充分搅拌后倒入灌肠机水封瓶内,连接好管道和肛管。用棉签蘸液状石蜡润滑肛管前端 8~10 cm。⑥左手暴露肛门,用液状石蜡润滑肛门,右手持肛管轻轻插入肛门 7~10 cm,嘱患者张口呼吸。⑦协助患者取平卧位,改变体位时注意防止肛管脱落(将肛管用钳子固定在床沿),嘱患者双手交叉抓住检查床上的铁环,用约束带固定好患者,防止坠床。⑧先行腹部透视,再行钡剂灌入及适当充气。正确使用灌肠机遥控器,设置灌肠压力为 7~8 kPa;按压顺序为气泵→充气→压力→充钡→关充钡→关充气。⑨当钡剂充盈至回盲部时根据医师指示停止灌钡。⑩停止摄片后,解开约束带,用止血钳夹闭橡胶管,弯盘置于肛门前,左手暴露肛门,右手用纱布包住肛管并将其拔出,放入弯盘内,用纸巾擦净肛门,协助患者穿好衣裤,搀扶患者下检查床,嘱患者自行排便。⑪操作中的注意事项:插管时应轻柔,避免损伤直肠黏膜而引起出血与疼痛;妥善固定患者,避免床转动时患者从检查床上坠落或肢体撞伤;灌肠过程中严密观察患者神态、面色、呼吸,询问有无腹痛、腹胀等异常情况,及时发现、及时处理;观察钡剂灌入是否通畅,肛管有无打折、脱落等;严格掌握灌肠液的温度、量与灌肠的压力:温度过低易引起肠痉挛,过高易烫伤;量太少达不到回盲部,量太多会使腹内压过度增高。

(3)检查后的护理要点。①整理用物。②告知患者因钡剂不吸收,排出的大便为白色属正常现象,检查后 2~7 天大便仍是白色。③检查后嘱患者立即上厕所,尽量排出注入直肠内的钡剂。为老年、体质虚弱、行动不便的患者提供移动的坐便器。④嘱患者多饮水,食粗纤维食物,促进钡剂的排出。若为长期便秘者,可使用缓泻剂或灌肠帮助排便,避免钡剂长时间遗留于肠道内形成钡石。

五、排粪造影检查护理要点

排粪造影是一种检查肛门直肠部功能性疾病的新兴检查方法,是将一定量的钡糊注入被检者直肠内,在符合生理状态下对肛门直肠及盆底行静态和动态观察。如直肠黏膜脱垂、直肠套叠、直肠前突、会阴下降综合征、盆底痉挛综合征、子宫后倾、直肠癌术后和肛门成形术后功能观察等,也是决定治疗方式的可靠依据。

（一）适应证

（1）临床上有排便困难、便秘、黏液血便、肛门坠胀、排便时会阴及腰骶部疼痛,而经临床指肛、钡灌肠和内镜检查未见异常者。

（2）大便失禁、直肠癌术后及肛门成形术后了解肛门直肠功能者。

（二）禁忌证

（1）病重、体质弱、心肺功能衰竭者。

（2）肛门手术或外伤未痊愈者。

（三）护理要点

（1）检查前的护理要点。①患者的评估:护士仔细阅读检查申请单,核对患者信息（姓名、性别、年龄等）,详细询问病史、过敏史,评估患者病情,确认患者信息的正确。同时了解患者有无其他检查,如同时进行 CT 腹部检查,应安排患者先做 CT,再做排粪造影。②环境准备:调节室内温度为 $22\sim24$ ℃,相对湿度为 $40\%\sim60\%$,保持环境清洁、整齐,备好屏风和窗帘,保护患者的隐私,关闭门窗,注意保暖。③心理护理:讲解检查程序,帮助患者了解检查相关内容,消除其紧张心理;了解患者在自制便桶上,X 线透视下进行排便有胆怯、羞愧、紧张的心理,不能正确用力排便,钡糊排出不符合排粪要求,影响检查结果和诊断,多用激励性语言鼓励、肯定,避免用生硬、埋怨、责怪的语气。④健康宣教:检查前嘱患者排空小便,避免膀胱过度充盈压迫直肠,影响钡糊保留。检查前不需要做肠道准备,因为直肠通常处于空虚状态,对检查无影响。清洁灌肠后,直肠内残留液体将冲淡对比剂,使对比剂和直肠黏膜的黏附性降低,影响检查结果,因此不主张清洁灌肠;注入钡糊时,嘱患者收紧肛门,有便意时深呼吸,在医师的指导下排出钡糊,否则影响检查结果,在排钡糊时教会患者正确使用腹压;女性患者在检查结束后,要及时取出阴道内的标记物;对于排便困难的患者,可使用缓泻剂或灌肠促进钡剂排出,以免钡剂遗留于肠道,加重排便困难。⑤对比剂配制标准: 250 mL水＋35 g 医用淀粉＋1 袋（250 g）钡剂,先将医用淀粉加入冷水搅拌均匀,水沸腾后将搅拌均匀的医用淀粉缓慢倒入,加入过程中不断搅拌以免成块,直至形成均匀稠厚的糊状物再加入钡剂,加热至沸腾后冷却备用。⑥肛门和阴道标记物的制作:为使肛管显示清楚,用市售鸡肠线,缝制成约 3.5 cm 长有一定硬度的小条浸泡钡剂,放入肛管内以显示其轮廓,便于准确画出排便前的肛管轴线。女性患者,用一浸钡纱条放入已婚女性患者阴道内,以显示直肠阴道隔。⑦其他物品准备:注钡器、镊子、止血钳、肛管、液状石蜡、自制阴道标记物送入钢条、一次性手套、自制便桶、橡胶单、治疗巾、卫生纸、纱布等。⑧指导或协助患者去除被检部位的金属物件及高密度伪影的衣物,以防止伪影的产生。

(2)检查中的护理要点。①再次核对患者信息,评估患者的情况,有无高危因素。②携用物至检查床旁,解释操作目的、配合要点及注意事项。③洗手、戴口罩;关闭门窗,打开屏风。④扶患者上检查床取左侧卧位,臀下垫橡胶单和治疗巾,脱裤至膝部,将臀部移至床沿,双膝屈曲。用棉被遮盖患者胸、背、腹部及下肢,给患者保暖,注意保护患者隐私。⑤戴手套,润滑肛管前端。⑥左手暴露肛门,用液状石蜡润滑肛门,右手将肛管轻轻插入直肠 2~3 cm,嘱患者张口呼吸。⑦右手用止血钳固定肛管位置,避免脱出,医师抽吸钡糊后经肛管注入直肠。⑧注射完毕右手持止血钳夹闭肛管,用纱布包裹住肛管轻轻拔出。⑨肛门内放入标记物,女性患者放入阴道标记物(未婚、未育女性除外)。⑩协助患者标准侧位端坐于排便桶上,两足踏平,双腿并拢、双手放于膝盖处、两股骨平行,与身体纵轴呈直角,以显示耻骨联合下缘,照片要包括尾骨尖,否则测量不准,甚至无法测量。⑪在透视下分别摄片。⑫操作中的注意事项:钡糊配制时要有一定的浓稠度和可塑性,与正常粪便相似。太稀排泄太快不能很好显示直肠黏膜的情况,影响检查结果和准确性,太浓影响操作。对于排便极其困难的患者,钡糊可相对稀薄些;详细询问女性患者有无婚史,未婚女性阴道内不能放置浸钡标记物;由于检查床过窄,患者转换体位时保护好患者,避免坠床;注射钡糊时,严密观察患者神志、面色、呼吸等,有便意时嘱患者深呼吸,收紧肛门,避免钡糊溢出,影响检查结果;插入肛管时,动作轻柔,避免损伤直肠黏膜。若患者肛周有痔(疮)或直肠脱出于肛门口,左手分开组织露出肛门口,再插入肛管。

(3)检查后的护理要点。①整理用物。②检查后嘱患者立即上厕所,尽量排出注入直肠内的钡剂。为老年、体质虚弱、行动不便的患者提供移动的坐便器。③嘱患者多饮水,食粗纤维食物,促进钡剂的排泄。

六、盆腔造影检查护理要点

盆腔造影是在 X 线透视下,经右下腹穿刺点穿刺注射碘对比剂入盆腔内,以观察盆腔的解剖形态、轮廓,或结合排粪造影以诊断盆底功能性疾病。

(一)适应证

(1)有排粪造影检查的适应证者。

(2)做过肛门直肠功能性疾病手术后症状仍不改善或没有改善者。

(3)有盆底沉重感、直立时背痛、卧位症状缓解者。

(4)直肠腹膜疝、间隔腹膜疝、阴道腹膜疝、网膜腹膜疝等。

(二)禁忌证

(1)碘对比剂过敏者。

(2)腹膜炎、腹壁感染、腹膜粘连。

(3)尿潴留、肠道胀气、胃腹腔引流。

(4)出血体质。

(5)病重、体质弱、心肺功能衰竭者。

(6)肛门手术或外伤未痊愈者。

(三)护理要点

(1)检查前的护理要点。①患者的评估:护士仔细阅读检查申请单,核对患者信息(姓名、性别、年龄等),详细询问病史、过敏史,评估患者病情,确认患者信息的正确。②环境准备:调节室内温度为22~24 ℃,相对湿度为40%~60%,保持环境清洁、整齐,备好屏风和窗帘。③心理护理与健康教育:护士主动与患者交流、沟通,关心、爱护患者。为患者及其家属讲解盆腔造影检查的目的、过程和注意事项。告知患者碘对比剂应用的安全性及相关不良反应,碘对比剂具有一定的浓度和黏度,注入腹腔易刺激腹膜,可能会引起腹痛。④对比剂的准备:碘对比剂20~30 mL,检查前详细询问相关用药史及过敏史,签署碘对比剂使用知情同意书。⑤检查前嘱患者排尽大小便。⑥急救物品、药品、器材的准备。

(2)检查中的护理要点。①再次核对患者信息,评估患者的情况,有无高危因素。②携用物至检查床旁,解释操作目的、配合要点及注意事项。③洗手、戴口罩,打开屏风,保护患者的隐私。④穿刺的护理:检查床倾斜45°,患者斜靠上面,穿刺部位选择在右下腹或肚脐下两横指处,严格无菌操作,以防腹腔感染。穿刺针头选择9号针头,穿刺不能过深或过浅,过深对比剂会进入肠腔;过浅则注入腹腔,使对比剂刺激腹膜引起疼痛。盆腔造影穿刺时应用无痛注射技术,解除患者的思想顾虑,分散其注意力,取合适体位,便于进针。注射时做到"二快一慢",即进针快、拔针快、推药速度缓慢并均匀,在X线的透视下注射对比剂20~30 mL。⑤病情的观察:由于注射体位及穿刺部位的特殊性,患者有恐惧害怕的心理,在穿刺注射时,应严密观察患者的神志、面色、呼吸等,患者有无面色苍白、大汗淋漓等表现;与患者交流,鼓励患者表达,从患者的语言中进行病情的观察;

在摄片过程中,患者若感觉不适可及时告诉医师。

(3)检查后的护理要点。①让患者在候诊室休息 30 分钟,观察有无腹痛、恶心、呕吐等症状。发现病情变化及时处理,并做好记录。②嘱患者多饮水,以促进对比剂的排泄。

七、膀胱造影检查护理要点

膀胱造影是运用导尿术注 100～150 mL 对比剂入膀胱内,以观察排尿形态动力学变化,主要用于排尿困难或尿失禁的患者查找病因。

(一)适应证

(1)膀胱肿瘤、憩室、结石、结核、慢性炎症及其所伴随的挛缩。

(2)瘘管。

(3)膀胱功能性病变。

(4)脐尿管未闭、囊肿、输尿管反流,输尿管囊肿等先天性畸形。

(5)膀胱外压性病变。

(二)禁忌证

(1)严重血尿。

(2)泌尿系统感染。

(3)尿路狭窄。

(4)碘对比剂过敏。

(5)严重的心、肝、肾功能不全及其他严重的全身性疾病。

(三)护理要点

(1)检查前的护理要点。①患者的评估:护士仔细阅读检查申请单,核对患者信息(姓名、性别、年龄等),详细询问病史、过敏史,评估患者病情,确认患者信息的正确。②环境准备:调节室内温度为 22～24 ℃,相对湿度为 40%～60%,保持环境清洁、整齐,备好屏风和窗帘,以保护患者隐私。③签署碘对比剂使用知情同意书。④配制对比剂:碘剂：0.9%氯化钠注射液＝1：1,配制量 100～150 mL。⑤用物的准备:一次性导尿包、消毒剂、急救药品及物品。⑥心理护理与健康教育:护士主动与患者交流、沟通,关心、爱护患者。为患者及其家属讲解膀胱造影检查的目的、过程和注意事项。

(2)检查中的护理要点。①再次核对患者信息,评估患者的情况,有无高危因素。②携用物至检查床旁,解释操作目的、配合要点及注意事项。③医师洗手、戴口罩，打开屏风，保护患者的隐私。④体位的摆放：患者平卧于检查床上，臀下垫橡胶单及中单，脱下右裤腿，两腿分开放于检查床两侧，充分暴露会阴部；患者双手上举，握住头顶固定环。⑤插管的护理：插管时按照导尿术进行消毒，严格遵守无菌技术操作原则，动作轻柔；插管成功后，排空膀胱内的尿液，避免对比剂浓度的稀释造成膀胱及尿路显影的清晰度不够。⑥注入配制好的对比剂后先摄一张保留尿管的影像片，再摄患者排尿形态的动力学变化。患者因紧张或自身疾病的原因排不出尿而无法观察时，应多鼓励患者。⑦病情的观察：注射碘对比剂时严密观察患者病情的变化，有无不良反应的发生。

（3）检查后的护理要点：检查结束后再次询问患者有无不适的异常感受，要求患者在候诊处休息 15～30 分钟，严密观察患者血压、心率、呼吸，防止迟发反应的发生。

八、四重造影检查护理要点

四重造影即排粪造影、盆腔造影、膀胱造影和女性阴道内放置浸钡标记物四者结合同时造影。先盆腔造影，再行膀胱造影（不摄排尿动力学变化），最后结合排粪造影观察排便及排尿形态动力学变化。

(一)适应证

除有排粪造影和盆腔造影适应证者外，同时伴有泌尿系统症状，如压力性尿失禁者。

(二)禁忌证

同盆腔造影禁忌证，同时有膀胱、尿道炎者。

(三)护理要点

（1）检查前的护理要点。①患者的评估：护士仔细阅读检查申请单，核对患者信息（姓名、性别、年龄、检查部位等），详细询问病史、过敏史，评估患者病情，确认患者信息、检查部位、检查方式的正确。②环境准备：调节室内温度为 22～24 ℃，相对湿度为 50%～60%，保持环境清洁、整齐，备好屏风和窗帘。③心理护理与健康教育：护士主动与患者交流、沟通，关心、爱护患者。为患者及其家属讲解四重造影检查的目的、过程和注意事项。告知患者碘对比剂应用的安全性及相关不良反应；碘对比剂具有一定的浓度和黏度，注入腹腔易刺激腹膜，可能会引起腹痛。④对比剂的准备：碘对比剂 20～30 mL；碘剂：生理盐水＝1∶1 比例配制 200 mL 备用。检查前详细询问相关用药史及过敏史，签署碘对比剂使用知情同意书。⑤检查前嘱患者排尽大小便。⑥急救物品、药品、器材的准备。⑦备一次性导尿包1个。

(2)检查中的护理要点。①再次核对患者信息,评估患者的情况,有无高危因素。②携用物至检查床旁,解释操作目的、配合要点及注意事项。③洗手、戴口罩,打开屏风,保护患者的隐私。④穿刺的护理:检查床倾斜45°,患者斜靠上面,穿刺部位选择在右下腹或肚脐下两横指处,严格无菌操作,以防腹腔感染。穿刺针头选择9号针头,穿刺不能过深或过浅,过深对比剂会进入肠腔;过浅则注入腹腔,使对比剂刺激腹膜引起疼痛。盆腔造影穿刺时应用无痛注射技术,解除患者的思想顾虑,分散其注意力,取合适体位,便于进针。注射时做到"二快一慢",即进针快、拔针快、推药速度缓慢并均匀,在X线的透视下注射对比剂20～30 mL后行盆腔造影。⑤按导尿术放置尿管,排净尿液,从尿管注入配制好的对比剂200 mL,拔出尿管。⑥按排粪造影的操作步骤注入钡糊,在肛门和阴道放置标记物。⑦协助患者标准侧位端坐于排粪桶上,左侧靠近荧光屏,双腿并拢,双手放于膝盖处。⑧在X线的透视下,同时进行尿路造影、排粪造影和阴道造影检查。⑨检查完毕,协助患者穿好裤子,再次查对患者。

(3)检查后的护理要点。①让患者在候诊室休息30分钟,观察有无腹痛、恶心、呕吐等不良反应。发现病情变化及时处理,并做好记录。②嘱患者多饮水,以促进对比剂的排泄。③嘱患者多食粗纤维食物,以便钡剂的排出,若为长期便秘的患者,可口服缓泻剂或灌肠帮助排便,避免钡剂长时间遗留于肠道内形成钡石。

第五章

急诊科常见疾病患者的护理

第一节　急性一氧化碳中毒患者的护理

一、定义

一氧化碳(carbon monoxide,CO)俗称煤气,为无色、无臭、无味、无刺激性的气体。人体经呼吸道吸入空气中的 CO 含量超过 0.01％时,即可发生急性缺氧。严重者发生脑水肿和中毒性脑病,可因心、肺、脑缺氧衰竭而死亡。临床上称为急性 CO 中毒,俗称煤气中毒。

二、临床表现

(一)接触反应

人体吸入 CO 后,会有头痛、头晕、心悸、恶心等不适,离开现场吸入新鲜空气后,症状很快消失。

(二)轻度中毒

轻度中毒表现为剧烈头痛、头昏、四肢无力、恶心、呕吐、淡漠、嗜睡、甚至短暂晕厥等症状,原有冠心病的患者可出现心绞痛。血液中的碳氧血红蛋白(carboxyhemoglobin,COHb)浓度达 10％～30％。若能迅速脱离现场,吸入新鲜空气,在短期内可完全恢复。

(三)中度中毒

患者处于浅昏迷或中毒昏迷状态,对疼痛刺激有反应,瞳孔对光反应、角膜反射迟钝,腱反射弱,呼吸、血压、脉搏可有变化。口唇、皮肤黏膜及甲床呈樱桃红色。血液中 COHb 浓度达到 30％～40％,经积极治疗可恢复正常且无明显并发症。

(四)重度中毒

患者处于深昏迷状态,各种反射消失。患者可呈去大脑皮质状态;患者可以睁眼,但无意识,不语,不主动进食,不主动大小便,呼之不应,推之不动,肌张力增强。常有脑水肿、惊厥、呼吸衰竭、肺水肿、上消化道出血、严重的心肌损害、心肌梗死、心律失常、休克、大脑局灶性损害及锥体外系损害体征。皮肤可出现红肿和水疱,多见于昏迷时肢体受压部位。受压部位肌肉可发生压迫性肌肉坏死,坏死肌肉释放的肌球蛋白可引起急性肾衰竭。血液中 COHb 浓度达到 50% 以上。此类患者病死率高,经抢救存活者多有不同程度的后遗症。

(五)迟发脑病

少数中、重度中毒(老年者居多)患者意识障碍恢复后,经过 2～60 天的"假愈期",可出现下列临床表现。

(1)精神意识障碍:呈痴呆、谵妄、去大脑皮质状态。

(2)锥体外系神经障碍:出现震颤麻痹综合征,以帕金森综合征为多,少数出现舞蹈症。

(3)锥体外系神经损害:如偏瘫、病理反射、大小便失禁等。

(4)大脑皮质局灶性功能障碍:如失语、失明、继发性癫痫等。

(5)脑神经、脊神经损害:如视神经萎缩、前庭蜗神经损害及周围神经病等。

三、病因及发病机制

(一)与血红蛋白结合

CO 吸入人体后,会立即与血液中血红蛋白结合形成 COHb,这是因为 CO 与血红蛋白的亲和力比氧与血红蛋白的亲和力大 240～300 倍。同时,COHb 一旦形成其解离的速度又比氧合血红蛋白(oxyhemoglobin,HbO_2)慢 3 600 倍,且 COHb 的存在还抑制 HbO_2 的解离,阻碍氧的释放和传递,从而导致低氧血症,引起组织缺氧。

(二)与肌球蛋白结合

影响细胞内氧弥散,使线粒体因缺乏氧,能量代谢受阻,能量产生减少。

(三)与细胞内细胞色素氧化酶结合

破坏了细胞色素氧化酶传递电子给氧分子的功能,阻碍生物氧化过程,阻碍能量代谢,从而使 ATP 产生减少或停顿,以致细胞不能利用氧。

(四)引起 CO 减少与内皮素增多

引起 CO 减少与内皮素增多,从而导致血管平滑肌收缩,动脉、静脉、毛细血管特别是微小动脉和毛细血管痉挛,血小板聚集和黏附性增强,中性粒细胞的黏附和浸润加强,最终引起组织缺氧和损伤。

(五)细胞内 Ca^{2+} 超载

(1)细胞生物膜通透性加强,Ca^{2+} 通道开放,细胞外和肌质网、内质网的 Ca^{2+} 进入胞质内。

(2)细胞内的 Na^+ 与细胞外的 Ca^{2+} 交换,Ca^{2+} 进入细胞内。

(3)细胞生物膜上的 Ca^{2+} 泵因能量匮乏而失活,不能将 Ca^{2+} 转移到细胞外和细胞器内。

(六)直接毒性作用

CO 是细胞原浆性毒物,可对全身细胞有直接毒性作用。

四、辅助检查

(一)血液 COHb 测定

血液 COHb 测定是诊断 CO 中毒的特异性指标,离开中毒现场 8 小时内取血检测,具有检测意义。

(二)脑电图检查

脑电图检查可见弥漫性不规则性慢波、双额低幅慢波及平坦波。

(三)头部计算机体层成像检查

头部计算机体层成像(computed tomography,CT)检查可发现大脑皮质下白质,包括半卵圆形中心与脑室周围白质密度减低或苍白球对称型密度减低。

(四)血气分析

急性 CO 中毒患者的动脉血氧分压(arterial partial pressure of oxygen,PaO_2)和动脉血氧饱合度(arterial oxygen saturation,SaO_2)降低。

五、诊断要点

根据 CO 接触史、急性中毒的症状和体征及血液 COHb 试验阳性,可以诊断为 CO 中毒,血液 COHb 测定是有价值的确诊指标,采取血标本一定要及时,否则离开现场后数小时 COHb 会逐渐消失。CO 中毒需注意与脑血管意外、糖尿病酸中毒引起的昏迷相鉴别。

六、治疗要点

(一)终止 CO 吸入

发现中毒患者立即撤离现场,停止继续吸入 CO。重症患者采取平卧位,解开衣口,松开腰带,保持呼吸道通畅。注意保暖。如患者发生呼吸心搏骤停,应立即进行心肺脑复苏。

(二)迅速纠正缺氧

氧疗是 CO 中毒最有效的治疗方法,能加速 COHb 解离和 CO 排出。

1.面罩吸氧

意识清醒的患者应用密闭重复呼吸面罩吸入纯氧,氧流量为 10 L/min,治疗至症状缓解和 COHb 水平低于 0.05 可停止吸氧。

2.高压氧治疗

高压氧治疗能增加血液中物理溶解氧,提高总体氧含量,促进氧释放和 CO 排出,缩短患者的昏迷时间和病程,预防 CO 中毒引起的迟发性脑病。高压氧治疗适用于中、重度 CO 中毒或出现神经症状、心血管症状、血 COHb 浓度≥0.25 者。

(三)防治脑水肿,促进脑细胞代谢

严重中毒后 2～4 小时,即可出现脑水肿,24～48 小时达高峰,并可持续多天。可快速静脉滴注 20％甘露醇 250 mL,6～8 小时一次。待 2 天后颅内压增高现象好转后可减量或停用,亦可用呋塞米、依他尼酸钠快速利尿,并适量补充能量合剂、细胞色素 C 及胞磷胆碱、脑活素等药物,以促进脑细胞代谢。

(四)对症治疗

昏迷、窒息者应保持呼吸道通畅,必要时行气管插管或切开防止继发感染。高热抽搐者,应做咽拭子、血、尿培养,选用广谱抗生素。采用头部降温、亚低温疗法和解痉药物,必要时使用人工冬眠。呼吸障碍者应用呼吸兴奋药。昏迷患者应每 2 小时翻身一次,局部减压,保持皮肤清洁,预防压疮。急性中毒患者从昏迷中苏醒后,两周内应卧床休息,避免精神刺激,不宜过多消耗体力,如有并发症,给予相应的治疗,严防神经系统和心脏并发症的发生。纠正休克、代谢性酸中毒、水和电解质代谢失衡。防治迟发性脑病。

(五)密切观察病情

(1)生命体征的观察重点是呼吸和体温。高热和抽搐者防止坠床和自伤。

（2）准确记录出入量，注意液体的选择和滴速。防止脑水肿、肺水肿及水和电解质代谢紊乱等并发症。

（3）注意观察患者神经系统的表现及皮肤、肢体、受压部位损害情况，如有无急性痴呆性木僵、癫痫、失语、抽搐、肢体瘫痪等。

七、护理问题

（一）有外伤的危险

有外伤的危险与意识障碍有关。

（二）焦虑或恐惧

焦虑或恐惧与 CO 中毒后出现短暂的意识丧失、缺乏 CO 中毒知识有关。

（三）低效型呼吸形态

低效型呼吸形态与缺氧导致的呼吸困难有关。

八、护理措施

（1）患者入院后应处于通风的环境，注意保持呼吸道通畅，高浓度给氧（>8 L/min）或面罩给氧（浓度为50%），抢救苏醒后应卧床休息，有条件首选高压氧治疗。

（2）对躁动、抽搐者，应做好防护，加床挡防止坠伤，定时翻身，做好皮肤护理，防止压疮形成。有保留导尿者在翻身时，尿袋及引流管位置应低于耻骨联合，保持引流通畅，防止尿液反流及引流管受压。

（3）患者昏迷期间应做好口腔护理，用生理盐水擦拭口唇，保持湿润，防止口腔溃疡。头偏向一侧，预防窒息。保持呼吸道通畅，清除阻塞物，备好吸引器及气管插管用物，随时吸出呕吐物及分泌物。备好生理盐水及吸痰管，每吸引一次，及时更换新吸痰管。患者昏迷时，眼不能闭合，应涂凡士林，用纱布覆盖，保护角膜。

（4）密切观察病情，注意神经系统表现及皮肤、肢体受压部位的损害情况，观察有无过敏等药物反应，注意药物之间有无配伍禁忌。

（5）准确记录出入量，注意液体的选择和滴速，建立静脉通路。可选用静脉套管针，防止液体外渗，以利各种抢救药及时起效。特殊药物如用微量泵输液，要使药物准确输入，并注意水、电解质平衡。密切观察生命体征的变化，15～30分钟记录一次，发现异常及时与医师沟通，采取措施。

（6）心理护理：对意识清醒者应做好心理护理，表现出高度的同情心，安慰患者,增强康复信心,积极配合治疗和功能锻炼。

第二节 急性有机磷中毒患者的护理

一、定义

急性有机磷中毒主要是指有机磷农药通过抑制体内胆碱酯酶活性,失去分解乙酰胆碱能力,引起体内生理效应部位的乙酰胆碱大量蓄积,使胆碱能神经持续过度兴奋,导致先兴奋后衰竭的一系列毒蕈碱样、烟碱样和中枢神经系统等中毒症状和体征。

二、临床表现

有机磷农药一般经口中毒,潜伏期较短,在数分钟至数小时之间;经皮吸收中毒大多在4~6小时出现症状。三大主要特征是瞳孔缩小、大汗、肌束震颤。

(一)急性中毒发作期的基本临床表现

1.胆碱能兴奋或危象

(1)毒蕈碱样症状:又称 M 样症状,主要由于堆积的乙酰胆碱使副交感神经末梢过度兴奋所致,引起平滑肌舒缩失常和腺体分泌亢进。出现较早,表现有恶心、呕吐、腹痛、腹泻、流涎、多汗、呼吸道分泌物增多、视物模糊、瞳孔缩小、呼吸困难、心跳加快、尿失禁等,严重时瞳孔呈针尖样并伴有肺水肿,双肺满布湿啰音。

(2)烟碱样症状:又称 N 样症状,是由于乙酰胆碱堆积在骨骼肌神经肌肉接头处,出现肌纤维颤动,全身紧缩或压迫感,表现有胸部压迫感、全身紧束感、肌纤维颤动,常见于面部、胸部、四肢,晚期可有肌阵挛、肌麻痹、全身抽搐,最后可因呼吸肌麻痹而死亡。

(3)中枢神经系统症状:由于乙酰胆碱在脑内蓄积,早期多表现为头痛、头晕、倦怠、乏力,进而出现烦躁不安、言语不清、嗜睡、不同程度的意识障碍及阵发性抽搐。严重者出现脑水肿昏迷、肺水肿表现及中枢呼吸抑制,可因中枢性呼吸衰竭而死亡。

2.反跳

乐果和马拉硫磷口服中毒者,可能出现经抢救临床症状明显好转,稳定数天或 1 周后,病情急剧恶化,再次出现胆碱能危象,甚至肺水肿、昏迷或突然死亡,称为反跳。原因可能和残留在皮肤、毛发和胃肠道的有机磷杀虫剂重新被吸收或解毒药过早停用等多种原因有关。其病死率占有机磷中毒者的 7%～8%。

3.中间综合征

中间综合征通常出现在急性有机磷中毒后的 2～4 天,个别患者为 7 天,以肌无力为突出表现,主要受累部位为肢体近端肌肉和屈颈肌,脑神经运动支配的肌肉也常受累,表现为患者肢体软弱无力、抬头困难,严重者出现进行性缺氧致意识障碍、昏迷,可因呼吸肌麻痹而死亡。中间综合征病变主要在突触后,使神经肌肉接头的功能障碍,阿托品治疗无效。多见于二甲氧基的化合物,如乐果、氧乐果等。

4.有机磷农药中毒致迟发性神经病

有机磷农药中毒致迟发性神经病是指在急性有机磷农药中毒胆碱危象消失后 2～3 周出现的感觉、运动型多发周围神经病,首先表现为患者肢体感觉异常,随后逐渐出现肢痛、麻痹,以后痛觉消失,最后发展为上肢感觉障碍。表现肢体远端最明显,上肢和下肢远端套式感觉减退。

5.其他

有机磷中毒,特别是重度中毒患者,常可出现不同程度的心脏损害,主要表现为心律失常、ST-T 改变和 Q-T 间期延长等。

(二)有机磷中毒的分级表现

(1)轻度中毒:以 M 样症状为主,没有肌纤维颤动等 N 样症状,全血胆碱酯酶活性在50%～70%。

(2)中度中毒:M 样症状加重,出现肌纤维颤动等 N 样症状,全血胆碱酯酶活性在30%～50%。

(3)重度中毒:除有 M、N 样症状外,出现昏迷、肺水肿、脑水肿、呼吸麻痹,甚至呼吸衰竭。全血胆碱酯酶活性在 30% 以下。

三、病因及发病机制

有机磷农药可经过呼吸道、消化道、皮肤黏膜等途径进入人体。一般认为毒物由肺部吸收的速度比胃部吸收的速度快 20 倍左右,仅次于静脉注射的吸收速度。小儿中毒原因:误食被有机磷农药污染的食物(包括瓜果、蔬菜、乳品、粮食及被毒死的禽畜、水产品等);误用沾染农药的玩具或农药容器;不恰当地使用有机磷农药杀灭蚊、蝇、虱、蚤、臭虫、蟑螂及治疗皮肤病和驱虫;母亲在使用农药后未认真洗手及换衣服而给婴儿哺乳;用包装有机磷农药的塑料袋做尿垫,或用喷过有机磷农药的田头砂土填充"土包裤"代替尿垫等;儿童亦可由于在喷过有机磷农药的田地附近玩耍引起吸入中毒。

当有机磷进入人体后,以其磷酰基与酶的活性部分紧密结合,形成磷酰化胆碱酯酶而丧失分解乙酰胆碱的能力,以致体内乙酰胆碱大量蓄积,并抑制仅有的乙酰胆碱酯酶活力,使中枢神经系统及胆碱能神经过度兴奋,最后转入抑制和衰竭。

四、辅助检查

(一)全血胆碱酯酶活力测定

此测定是诊断有机磷中毒的特异性试验指标,也是判断中毒程度的重要指标。胆碱酯酶活性降至正常人70%以下有意义。

(二)尿有机磷代谢产物测定

如对硫磷和甲基对硫磷在体内氧化分解生成对硝基酚由尿排出,美曲磷酯中毒时尿中出现三氯乙醇,此类分解产物的测定有助于中毒的诊断。

五、诊断要点

部分病例容易被忽略,特别是早期出现中枢神经抑制,循环、呼吸及中枢神经衰竭者,应及时了解有关病史并做有关检查,排除中毒的可能。

(1)病史:确定是否有接触、食入或吸入有机磷杀虫剂历史。

(2)中毒症状:出现中毒症状,其中以大汗、流涎、肌肉颤动、瞳孔缩小和血压升高为主要症状。皮肤接触农药吸收致中毒者起病稍缓慢,症状多不典型,须仔细询问病史,全面体检有无皮肤红斑、水疱,密切观察临床演变协助诊断。

(3)呕出物或呼出气体有蒜臭味。

(4)实验室检查:血液胆碱酯酶活性测定显著低于正常。

(5)有机磷化合物测定:将胃内容物、呕吐物或排泄物作毒物检测。

(6)对不典型病例或病史不清楚者,应注意排除其他疾病,如其他食物中毒、毒蕈中毒和乙型脑炎等,测血胆碱酯酶活性可鉴别。

六、治疗要点

(一)迅速清除毒物

(1)立即使患者脱离中毒环境,运送到空气新鲜处,去除污染衣物,注意保暖。

(2)清洗:皮肤黏膜接触中毒者,用生理盐水、清水或碱性溶液(美曲磷酯污染除外)冲洗被农药污染的皮肤、指甲、毛发,彻底清洗至无味。忌用热水及乙醇擦洗。眼部污染者,除美曲磷酯污染必须用清水冲洗外,其余均可先用2%碳酸氢钠溶液冲洗,再用生理盐水彻底冲洗,之后滴入1~2滴浓度为1%的阿托品。

(3)洗胃:①口服中毒者,应立即反复催吐,进行彻底有效的洗胃。无论中毒时间长短、病情轻重,均应洗胃,即使中毒已达24小时仍应进行洗胃。洗胃时宜用粗胃管,先将胃内容物尽量抽完,再用生理盐水、清水、2%碳酸氢钠溶液或1:5 000高锰酸钾溶液反复洗胃并保留胃管24小时以上,直至洗清为止。②美曲磷酯中毒时忌用碳酸氢钠溶液和肥皂水洗胃。对硫磷、甲拌磷、乐果、马拉硫磷等中毒忌用高锰酸钾溶液洗胃。不能确定有机磷种类时,则用清水、0.45%盐水彻底洗胃。③导泻:从胃管注入硫酸钠20~40 g(溶于20 mL水)或注入20%甘露醇250 mL进行导泻治疗,以抑制毒物吸收,促进毒物排出。

(二)紧急复苏

急性有机磷杀虫剂中毒者常因肺水肿、呼吸肌麻痹、呼吸衰竭而死亡。一旦发生以上情况,应紧急采取复苏措施;及时有效地清除呼吸道分泌物,气管插管或气管切开以保持呼吸道通畅,心搏骤停者立即行心肺复苏。

(三)促进毒物排出

1.利尿

可选用作用较强的利尿药(如呋塞米)来利尿,促进有机磷排出,但要注意尿量,保持出入量的平衡。

2.血液净化技术

严重有机磷中毒,特别是就诊较晚的病例,可借助透析、血液灌流、血液或血浆置换等血液净化技术,从血液中直接迅速取出毒物,可减少毒物对组织器官的损害,降低病死率。

(四)特异解毒剂的应用

原则是早期、足量、联合、重复用药。

1.抗胆碱药

抗胆碱药的代表药物为阿托品,能与乙酰胆碱争夺胆碱受体,缓解毒蕈碱样症状和对抗呼吸中枢抑制。阿托品应早期、足量、反复给药,直到毒蕈碱样症状明显好转或出现"阿托品化"表现为止。一般阿托品用法为:轻度中毒首剂1~

3 mg 静脉注射,15～30 分钟重复一次,至"阿托品化"并小剂量维持 24 小时;中度中毒,3～10 mg 静脉注射,15～30 分钟重复一次,至"阿托品化",并小剂量维持 1～2 天;重度中毒,10～20 mg 静脉注射,15～30 分钟重复一次,至"阿托品化",并维持 2～3 天。

2.肟类药物

肟类药物又称为胆碱酯酶复能剂或重活化剂,能使被抑制的胆碱酯酶恢复活性,改善烟碱样症状。常用有碘解磷定、氯解磷定、双复磷、双解磷等。早期、足量应用,持续时间不超过 72 小时。如氯解磷定,轻度中毒首剂 0.5～1 mg,重复量每 6 小时 1 g,用 2 天;中度中毒首剂 1～2 g,1 小时 1 次,重复 2 次,以后每 4 小时 1 次,用 2 天;重度中毒首剂 2～3 g,1 小时 1 次,重复 2 次,以后每 4 小时 1 次,用 3 天。

3.复方制剂

解磷注射液是含有抗胆碱药和复能药的复方制剂。起效快,作用时间长,多采用静脉注射或肌内注射。根据患者症状的轻重调节用药剂量。轻度中毒首剂 1～2 mL;中度中毒首剂 2～4 mL;重度中毒首剂 4～6 mL,必要时可重复给药 2～4 mL。

(五)对症支持

(1)在尿量正常的情况下,可酌情补给氯化钾。维持水、电解质、酸碱平衡。

(2)应注意输液的量、成分和速度。成年人一般每天以 2 000～3 000 mL 为宜,儿童在 100 mL/kg 左右。输液速度不宜过快,如有肺水肿或脑水肿征兆时,应控制液量,并及时行脱水治疗。

(3)在治疗过程中,症状改善不大,特别是胆碱酯酶活力恢复较慢者,可输入新鲜血液 300～600 mL(如无休克时,可先放血 300～600 mL,再输入),以补充活力良好的胆碱酯酶。

(4)对于严重中毒的患者,可使用肾上腺皮质激素,以抑制机体的应激反应,保护组织细胞,防治肺水肿、脑水肿,解除支气管痉挛及喉水肿。

(5)及时纠正心律失常、心力衰竭及休克。

(6)可注射青霉素等抗生素以预防合并感染。

(7)患者躁动时应注意区别是否因阿托品过量所致,必要时给予水合氯醛、地西泮等镇静药,但禁用吗啡,以免加重呼吸抑制。

(8)恢复期处理:急性期经抢救好转后,患者各脏器受到高度损害,应休息

1～3周,补充营养,应用维生素等;有肝损害者,给予保肝药物。

七、护理问题

(一)体液不足

体液不足与恶心、呕吐、腹泻、流涎、多汗有关。

(二)低效型呼吸形态

低效型呼吸形态与出现肺水肿有关。

(三)有外伤的危险

有外伤的危险与头晕、乏力,烦躁不安有关。

(四)焦虑或恐惧

焦虑或恐惧与中毒后出现胸部压迫感、全身紧束感、缺乏有机磷中毒的知识有关。

(五)潜在并发症

呼吸衰竭。

八、护理措施

(一)一般护理

(1)卧床休息、保暖。清醒者取半卧位,昏迷者取平卧位、头偏向一侧。

(2)维持有效的通气功能:如及时有效的吸痰、保持呼吸道通畅、使用机械辅助呼吸,备好气管插管及气管切开用物等。给予高流量吸氧(4～5 L/min)。

(3)迅速建立外周静脉通路:行心肺复苏时,必须快速建立两条静脉通路,一条供静脉注射阿托品使用,另一条供滴注胆碱酯酶活性剂及纳洛酮使用。

(4)充分彻底的洗胃:洗胃时观察洗胃液及患者情况,有无出血、穿孔症状。因经胃黏膜吸收的农药可重新随胃液分泌至胃内,应保留胃管定期冲洗。

(5)加强基础护理工作,如加强口腔护理、留置导尿管,防止尿潴留等。

(6)高热时应立即行物理降温并注意阿托品用量,必要时可慎用氯丙嗪降温。

(7)根据患者精神状态改变过程及年龄因素决定患者的安全需要,如使用保护性约束、加床挡以防患者受伤,并向家属解释约束的必要性。

(二)病情观察

(1)观察患者生命体征、尿量和意识,发现以下情况应及时配合抢救工作。

①急性肺水肿：胸闷、严重呼吸困难、咳粉红色泡沫痰、双肺湿啰音等。②呼吸衰竭：呼吸节律、频率和深浅度改变。③急性脑水肿：意识障碍、头痛、剧烈呕吐、抽搐等。④中间综合征先兆症状：患者清醒后又出现胸闷、心慌、器官、乏力等症状。此时应行全血胆碱酯酶化验、动脉血氧分压监测、记出入量等。⑤反跳的先兆症状：胸闷、流涎、出汗、言语不清、吞咽困难等。

（2）应用阿托品的观察：严密观察瞳孔、意识、皮肤、体温及心率变化，注意"阿托品化"与阿托品中毒的区别。

（3）应用胆碱酯酶复能剂的观察：注意观察药物的毒副作用，如短暂的眩晕、视物模糊、复视或血压升高等。碘解磷定剂量过大可出现口苦、咽痛和恶心，注射速度过快可出现暂时性呼吸抑制；双复磷用量过大可引起室性期前收缩、室颤或传导阻滞。

（三）对症护理

1.应用阿托品的护理

静脉注射时，速度不要太快；阿托品抑制汗腺分泌，在夏天应注意防止中暑；大量使用低浓度阿托品输液时，可能发生溶血性黄疸。

（1）导致"阿托品化"和阿托品中毒的剂量十分接近，应严密观察病情变化，正确判断。

（2）阿托品反应低下：在阿托品应用过程中，患者意识障碍无好转或反而加重，颜面无潮红而具备其他"阿托品化"指征者，称阿托品反应低下。原因可能为脑水肿、酸中毒或循环血量不足，使阿托品效力降低，应及时纠正酸中毒，治疗脑水肿。

（3）阿托品中毒：正常成人阿托品致死量为 $80 \sim 100$ mg。当出现早期中毒征象时，应立即减量或停药，应用利尿药促进排泄或肌内注射毛果芸香碱 5 mg，必要时可重复；亦可用间羟胺 10 mg 拮抗。烦躁不安者可肌内注射地西泮 10 mg。阿托品中毒时可引起室颤，故应充分吸氧以维持正常的血氧饱和度。

（4）阿托品依赖：在抢救过程中，患者 7 天后再次出现仅有 M 样症状而无 N 样症状，使用小剂量阿托品即可缓解，大剂量阿托品也能耐受的现象，称阿托品依赖。治疗以小剂量使用阿托品、缓慢撤药和延长给药时间为主。

2.应用胆碱酯酶复能剂的护理

早期用药，洗胃时即可应用，首次应足量给药。轻度中毒单用，中度以上中毒必须联合应用阿托品，但应减少阿托品剂量。若用量过大、注射太快或未稀释，可抑制胆碱酯酶导致呼吸抑制，应稀释后缓慢静脉推注或静脉滴注。复能剂在碱性溶液中易水解成有剧毒的氰化物,故禁与碱性药物配伍使用。碘解磷定药液刺激性强,漏于皮下时可引起剧痛及麻木感,故应确定针头在血管内方可注射给药,不可肌内注射。

(四)饮食护理

(1)轻度中毒者应禁食 12~24 小时。

(2)中度中毒者应禁食 24~36 小时。

(3)重度中毒者应禁食 24~72 小时。

(4)皮肤吸收中毒者不需要禁食。

(5)症状缓解后应从流质开始,逐渐过渡到半流质和软食。

(五)心理护理

加强心理护理,减轻恐惧心理,护理人员应针对服药原因给予患者安慰,不歧视患者,为患者保密,并在生活观及价值观等方面进行正确引导。

第三节　急性镇静催眠药中毒患者的护理

一、定义

镇静催眠药是中枢神经系统抑制药,具有镇静、催眠作用,小剂量时可使人处于安静或嗜睡状态,大剂量可麻醉全身,包括延髓中枢,长期滥用可引起耐药性和依赖性而导致慢性中毒,因自杀或误服大剂量镇静催眠药引起的中毒称为急性镇静催眠药中毒。

二、临床表现

(一)苯二氮䓬类

此类药物对中枢神经系统的抑制作用较轻,患者常表现为昏睡或轻度昏迷、疲劳无力、言语不清、共济失调。部分患者体温和血压下降。偶见有一时性精神错乱、斑丘疹伴剥脱性皮炎和关节肿胀。老年人易出现窒息、发绀、幻视,甚至昏迷、角膜反射减弱。如若出现长时间严重的呼吸抑制、深昏迷状态,应怀疑患者同时服用了酒精类制剂或其他中枢抑制剂。

(二)巴比妥类

一次服用超过催眠剂量的 2～5 倍即可引起急性中毒,其表现与服用药物的剂量有关,中毒症状随服药量增加而加重。

(1)轻度中毒:呈嗜睡状态,可唤醒,醒后反应迟钝、言语含糊不清、有定向力及判断力障碍,各种反射存在,生命体征正常。

(2)中度中毒:呈昏睡或浅昏迷状态,强烈刺激可唤醒。但醒后不能作答,旋即入睡,咽反射、瞳孔对光及角膜反射存在,血压正常,呼吸浅慢。

(3)重度中毒:呈深昏迷状态,不能唤醒。各种反射消失,四肢肌张力由强变弱、全身迟缓、血压下降,呼吸浅慢或呈现潮式呼吸、呼吸停止,脉搏细数,严重者发生休克。

(三)非巴比妥非苯二氮䓬类

(1)水合氯醛中毒:以胃肠道表现为主,如恶心、呕吐、消化道出血等,对心脏毒性表现为心律失常。

(2)氨鲁米特中毒:表现为周期性波动的意识障碍及口干、瞳孔散大等抗胆碱能症状。

(3)甲喹酮中毒:可有明显的呼吸抑制,出现锥体束征,如肌张力增强、腱反射亢进、抽搐等。

(4)甲丙氨酯中毒:常有血压下降。

(四)吩噻嗪类

(1)中枢抑制表现:昏迷一般不深、呼吸浅慢,偶有抽搐,锥体外系体征有喉痉挛、肌张力增强、震颤、牙关紧闭等。

(2)心血管系统表现:直立性低血压、休克、心律失常等。

(3)抗胆碱症状:口干、高热、瞳孔散大、尿潴留、肠蠕动减少等。

(4)肝毒性:黄疸、中毒性肝炎,尤见于氯丙嗪中毒。

三、病因及发病机制

(一)苯二氮䓬类

药物有氯氮䓬、地西泮、阿普唑仑、三唑仑。苯二氮䓬类与苯二氮䓬受体结合后,可以加强 γ-氨基丁酸与 γ-氨基丁酸受体结合的亲和力,使与 γ-氨基丁酸受体偶联的氯离子通道开放,增强 γ-氨基丁酸对突触后膜的抑制能力。主要作用于边缘系统,影响情绪和记忆力。

(二)巴比妥类

巴比妥类主要药物有巴比妥、苯巴比妥、异戊巴比妥、硫喷妥钠。巴比妥类对中枢神经系统(主要是网络结构上行激活系统)有广泛的抑制作用。它对中枢神经系统的抑制与剂量有关,随着剂量的增加,由镇静、催眠到麻醉,以及延髓中枢麻醉,抑制呼吸而死亡。

(三)非巴比妥非苯二氮䓬类

非巴比妥非苯二氮䓬类主要药物有水合氯醛、氨鲁米特、甲喹酮、甲丙氨酯。对中枢神经系统的毒理作用与巴比妥类相似。

(四)吩噻嗪类

吩噻嗪类主要药物有氯丙嗪、硫利哒嗪、奋乃静、三氟拉嗪。吩噻嗪类主要作用于网状结构,抑制中枢神经系统多巴胺受体、脑干血管运动和呕吐中枢,有抗组胺和抗胆碱作用。

四、辅助检查

(1)血液、尿液、胃液中药物浓度测定,对诊断有参考意义。

(2)血液生化检查,包括血糖、尿素氮、肌酐、电解质等。

(3)动脉血气分析。

五、诊断要点

有服用大量安眠药物史,临床表现有意识障碍、呼吸抑制及血压下降,并有血液或尿液或呕吐物中药物检测等证据,确诊不难。但应注意与糖尿病酮症酸中毒、尿毒症、肝性脑病、脑出血、脑膜炎等昏迷者鉴别。

六、治疗要点

(一)迅速清除毒物

(1)洗胃:如神志清醒患者,应立即催吐。口服中毒者早期用 1:5 000 高锰酸钾溶液或清水或淡盐水洗胃,服药量大者,超过 6 小时仍需洗胃。

(2)药用炭和泻剂的应用:首次药用炭剂量为 50～100 g,用 2 倍的水制成混悬液口服或经胃管内注入。应用药用炭的同时给予硫酸钠 250 mg/kg 导泻,而不用硫酸镁。

(3)补液排毒:如果患者肾功能良好,成人一般每天输液量为 3 000～4 000 mL,其中 5%～10%葡萄糖注射液及生理盐水注射液各半。低血压者,在此基础上加用多巴胺静脉滴注。

(4)碱化尿液、利尿:用5%的碳酸氢钠碱化尿液,用呋塞米利尿。对吩噻嗪类中毒无效。

(5)血液透析、血液灌流:对苯巴比妥类中毒有效,较重患者可考虑应用;对苯二氮䓬类中毒无效。

(二)应用特效解毒剂

氟马西尼是苯二氮䓬类拮抗剂,能通过竞争性抑制苯二氮䓬类受体而阻断苯二氮䓬类药物的中枢神经系统作用。纳洛酮为阿片受体拮抗剂,可用于治疗巴比妥类药物中毒,效果明显。

(三)对症治疗

肝功能损害出现黄疸者,予以保肝和皮质激素治疗;震颤麻痹综合征可用盐酸苯海索、氢溴酸东莨菪碱等;肌肉痉挛及肌张力障碍者可用苯海拉明。发生胃肠道、视网膜出血者,应用维生素 K_1 10 mg 静脉注入或输血小板、新鲜冰冻血浆以控制出血。急性巴比妥类药物中毒主要并发症和致死原因是呼吸和循环衰竭,重点在于维持有效的气体交换和血容量;必要时气管插管、正压辅助呼吸,及时纠正低氧血症和酸中毒。

七、护理问题

(一)体温过高

体温过高与吩噻嗪类药物中毒有关。

(二)低效型呼吸形态

低效型呼吸形态与呼吸抑制有关。

(三)有外伤的危险

有外伤的危险与意识障碍有关。

(四)潜在并发症

心律失常。

八、护理措施

(一)现场急救

保持呼吸道通畅,给氧;患者仰卧时头偏向一侧,及时吸出痰液,以防气道阻塞。持续氧气吸入,防止脑组织缺氧促进脑水肿,加重意识障碍;快速建立静脉通路。

(二)病情观察

(1)定时测量患者生命体征,观察意识状态、瞳孔大小、对光反射、角膜反射,若瞳孔散大、血压下降、呼吸变浅或不规则,常提示病情恶化,应及时向医师报告,采取紧急处理措施。

(2)观察药物的作用及患者的反应。

(3)监测脏器的功能变化,尽早防治脏器衰竭。

(4)准确记录病情变化、出入量,防止酸碱及水、电解质平衡紊乱。

(5)密切观察患者血气变化,及时发现呼吸抑制、呼吸衰竭的发生,并给予积极处理。

(三)饮食护理

应给予高热量、高蛋白、易消化的流质饮食。患者昏迷时间超过 3～5 天,应予鼻饲补充营养及水分。

(四)预防并发症

指导患者有效咳嗽,经常变换体位;昏迷患者应定时翻身、拍背、吸痰;遵医嘱应用抗生素以预防肺炎;防止肢体压迫,及时清洁皮肤以预防皮肤大疱;输液速度不可过快以防发生肺水肿。

(五)心理护理

多与患者沟通,了解中毒的原因,保守患者的秘密,加以疏导、教育,对服药自杀者,不宜让其单独留在病房内,应加强看护,防止再度自杀。加强心理疏导和心理支持工作。

第四节　淹溺患者的护理

一、定义

人淹没于水或其他液体中,由于液体充塞呼吸道及肺泡或反射性引起喉痉挛发生窒息和缺氧,并处于临床死亡状态称为淹溺。从水中救出后暂时性窒息,尚有大动脉搏动者称为近乎淹溺。淹溺后窒息合并心脏停搏者称为溺死。

二、临床表现

(一)症状

近乎淹溺者可有头痛或视觉障碍、剧烈咳嗽、胸痛、呼吸困难、咳粉红色泡沫痰。海水淹溺者口渴感明显,最初数小时可有寒战、发热。

(二)体征

皮肤发绀、颜面肿胀、球结膜充血,口鼻充满泡沫和泥污。常出现精神状态改变,烦躁不安、抽搐、昏睡、昏迷和肌张力增加。呼吸表浅、急促或停止。肺部可闻及干、湿啰音。偶有喘鸣音、心律失常、心音微弱或消失、腹部膨隆、四肢厥冷。

三、病因及发病机制

(一)病因

无自救能力的落水者,或不熟悉水流和地形的河流池塘而误入险区,是发生淹溺的常见原因。另外,在水中因体力不支,肌肉抽搐或者心脑血管疾病或投水自杀均可致淹溺。

(二)发病机制

根据发生机制,淹溺可分干性淹溺和湿性淹溺两类。干性淹溺是指人入水后,因受强烈刺激(惊慌、恐惧、骤然寒冷等),引起喉痉挛导致窒息,呼吸道和肺泡很少或无水吸入,约占淹溺者的10%。湿性淹溺是指人入水后,喉部肌肉松弛,吸入大量水分充塞呼吸道和肺泡发生窒息,患者数秒钟后神志丧失,继之发生呼吸停止和心室颤动,约占淹溺者的90%。

1.淡水淹溺

淡水包括江、河、湖泊、池、井水等,一般属低渗液体,大量水经肺毛细血管可迅速进入血液循环,血液被稀释,几分钟后血液总量可增加一倍;另外,水可损伤气管、支气管和肺泡壁的上皮细胞,使细胞表面活性物质减少而出现肺泡塌陷,从而进一步阻碍了气体交换。

2.海水淹溺

海水含3.5%的氯化钠和大量钙盐和镁盐,是高渗性液体,海水进入肺泡后,大量血浆蛋白及水分由血管内向肺泡腔和肺间质渗出而引起急性肺水肿;另外,高渗液体对呼吸道和肺泡有化学性刺激和损伤作用。

四、辅助检查

(一)实验室检查

白细胞总数和中性粒细胞计数增多,红细胞和血红蛋白因血液浓缩或稀释情况不同而变化不同。海水淹溺者血钠、血氯增高,血钾变化不明显,血中尿素增高。淡水淹溺者血钾增高,血钠、血氯下降。

(二)影像学检查

胸部 X 线检查常显示斑片状浸润,有时出现典型肺水肿征象。约有 20% 的病例胸部 X 线片无异常发现。

五、诊断要点

患者有淹溺史,根据临床症状和病史即可诊断,无须鉴别。

六、治疗要点

(一)一般措施

迅速将患者安置于抢救室内,换下湿衣裤,注意保暖。

(二)维持呼吸功能

给予高流量吸氧,同时将 40%～50% 的乙醇置于湿化瓶内,可促进坍塌的肺泡复张,改善气体交换、纠正缺氧和迅速改善肺水肿。对行人工呼吸无效者立即行气管内插管予正压给氧,必要时予气管切开。静脉注射呼吸兴奋药。

(三)维持循环功能

患者心跳恢复后,常有血压不稳定或低血压状态,应注意监测有无低血容量,准确记录输液量和速度,必要时行中心静脉压监测。

(四)对症处理

(1)纠正低血容量:对淡水淹溺而血液稀释者,静脉滴注 3% 氯化钠溶液 500 mL,必要时可重复一次。对海水淹溺者,可给予 5% 葡萄糖溶液或低分子右旋糖酐进行治疗。

(2)防治脑水肿:使用大剂量肾上腺皮质激素和脱水剂防治脑水肿。

(3)防治肺部感染:由于淹溺时易发生肺部感染,应予抗生素预防或治疗。对污染水域淹溺者,除进行常规抢救外,应尽早实施经支气管镜下灌洗。

七、护理问题

(一)窒息

窒息与大量水、泥沙进入鼻腔、气管和肺,阻塞呼吸道有关。

(二)急性意识障碍

急性意识障碍与溺水所致窒息引起脑缺氧有关。

(三)低效型呼吸形态

低效型呼吸形态与呼吸不规则、溺水所致缺氧有关。

(四)体温过高

体温过高与溺水所致肺部感染有关。

(五)有外伤的危险

有外伤的危险与意识障碍、烦躁不安有关。

(六)潜在并发症

吸入性肺炎、脑水肿、水及电解质紊乱、急性心力衰竭。

八、护理措施

(一)密切观察病情变化

(1)密切观察患者的神志、呼吸频率、深度,以判断呼吸困难程度。观察有无咳痰,痰液的颜色、性质、量,听诊肺部啰音及心率、心律情况,监测血压、脉搏和血氧饱和度。

(2)注意监测尿液的颜色、量、性质,准确记录尿量。

(二)输液护理

对淡水淹溺者应严格控制输液速度,从小剂量、低速度开始,避免短时间内输入大量液体,加重血液稀释程度。对海水淹溺者出现血液浓缩症状的应及时保证 5% 葡萄糖液和血浆等的输入,切忌输入生理盐水。

(三)复温护理

对淹溺者,水温越低,人体的代谢需要越小,存活机会越大,某些淹溺者在冷水中心脏停搏 30 分钟后仍可复苏。但是低温亦是淹溺者死亡的常见原因,在冷水中超过 1 小时复苏很难成功,尤其是海水淹溺者。因此,及时复温对患者的预后非常重要。

复温方法包括以下两种。①被动复温：覆盖保暖毯或将患者置于温暖环境。②主动复温：应用热水袋、热辐射等加热装置进行体外复温，或体内复温法，如加温加湿给氧，加温静脉输液（43 ℃）等。

复温速度要求稳定、安全、不要复温太快，使患者体温恢复到 30～32 ℃ 即可，但重度低温患者复温速度应加快。

（四）心理护理

消除患者的焦虑与恐惧心理，对于自杀淹溺的患者应尊重患者的隐私，引导患者正确对待人生、事业和他人。提高其心理承受能力，以配合治疗。同时做好家属的思想工作，以协助护理人员使患者消除自杀念头。必要时可以请求心理科医师的帮助。

（五）健康教育

对从事水上或水中活动者应经常进行游泳和水上自救及互救技能培训；水上运动前不要饮酒；在农村，外出游泳前应对所去的水域情况有所了解；小朋友外出游泳时应有家长陪伴。

第五节　中暑患者的护理

一、定义

中暑是指人体在高温环境下，由于水和电解质丢失过多，散热功能障碍，引起的以中枢神经系统和心血管功能障碍为主要表现的热损伤性疾病，是一种威胁生命的急症，可因中枢神经系统和循环功能障碍导致死亡、永久性脑损伤或肾衰竭。

二、临床表现

根据临床表现的轻重程度分为：先兆中暑、轻症中暑和重症中暑。

（一）先兆中暑

患者在高温环境工作或生活一定时间后，出现口渴、乏力、多汗、头晕、目眩、耳鸣、头痛、恶心、胸闷、心悸、注意力不集中，体温正常或略高，不超过 38 ℃。

(二)轻症中暑

出现高热、痉挛、惊厥、休克、昏迷等症状。

(三)重症中暑

按表现不同可分为 3 型。

1.热痉挛

出汗后水和盐分大量丢失,仅补充水或低张液,补盐不足造成低钠、低氯血症,临床表现为四肢、腹部、背部肌肉的肌痉挛和收缩疼痛,尤以腓肠肌为特征,常呈对称性和阵发性。也可出现肠痉挛剧痛。患者意识清楚,体温一般正常。热痉挛可以是热射病的早期表现,常发生于高温环境下强体力作业或运动时。

2.热衰竭

在热应激情况时因机体对热环境不适应引起脱水、电解质紊乱、外周血管扩张,周围循环容量不足而发生虚脱。表现为头晕、眩晕,肌痉挛、血压下降甚至休克。中枢神经系统损害不明显,病情轻而短暂者也称为热晕厥,可发展为热射病。常发生于老年人、儿童和慢性病患者。

3.热射病

热射病又称中暑高热,属于高温综合征,是中暑最严重的类型。在高温、高湿或强烈的太阳辐射环境作业后运动数小时(劳力性),或年老、体弱、有慢性疾病者在高温或通风不良环境中维持数天(非劳力性),热应激机制失代偿,使中心体温骤升,导致中枢神经系统和循环功能障碍。

患者在全身乏力、出汗头晕、头痛、恶心等早期症状的基础上,出现高热、无汗、神志障碍,体温高达40～42 ℃甚至更高。可有皮肤干燥、灼热、谵妄、昏迷、抽搐、呼吸急促、心动过速、瞳孔缩小、脑膜刺激征等表现,严重者出现休克、心力衰竭、脑水肿、急性呼吸窘迫综合征、急性肾衰竭、急性重型肝炎、多器官功能衰竭。

三、病因及发病机制

(一)病因

高温环境作业,或在室温＞32 ℃、相对湿度较大(＞60％)、通风不良的环境中长时间或强体力劳动,是中暑的致病因素。机体对高温环境适应能力不足,如年老、体弱、产妇、肥胖、甲状腺功能亢进和应用某些药物(如苯丙胺、阿托品)、汗腺功能障碍(如硬皮病、先天性汗腺缺乏症、广泛皮肤烧伤后瘢痕形成)等患者容易中暑。

(二)发病机制

中暑是由于高温环境引起体温调节中枢功能障碍,汗腺功能衰竭,水、电解质平衡失调所致的疾病。

四、辅助检查

根据病情程度不同可表现为白细胞总数增加,中性粒细胞计数增高,血小板计数减少,凝血功能异常,尿常规异常,转氨酶、肌酐和尿素、血乳酸脱氢酶和肌酸激酶升高,血液浓缩,电解质紊乱,呼吸性和代谢性酸中毒,心电图改变。应尽早发现重要器官出现功能障碍的证据,怀疑颅内出血或感染时,应做颅脑 CT 和脑脊液检查。

五、诊断要点

在高温环境下,重体力作业或剧烈运动之后甚至过程中出现相应的临床表现即可以诊断。对肌痉挛伴虚脱、昏迷伴有高热的患者应考虑中暑。需注意排除流行性乙型脑炎、细菌性脑膜炎、中毒性细菌性痢疾、脑型疟疾、脑血管意外、脓毒症、甲状腺危象、伤寒、抗胆碱能药物中毒等原因引起的高温综合征。

六、治疗要点

(一)先兆及轻症中暑

先兆中暑患者应立即转移到阴凉、通风环境,口服淡盐水或含盐清凉饮料,休息后即可恢复。轻症者除口服淡盐水或含盐清凉饮料并休息外,对有循环功能紊乱者,可经静脉补充 5% 葡萄糖盐水,但滴注速度不能太快,并加强观察,直至恢复。

(二)重症中暑

(1)热痉挛主要为补充氯化钠,静脉滴注 5% 葡萄糖盐水或生理盐水 1 000～2 000 mL。

(2)热衰竭及时补充血容量,防止血压下降。可用 5% 葡萄糖盐水或生理盐水静脉滴注,适当补充血浆。必要时监测中心静脉压指导补液。

(3)热射病:①将患者转移到通风良好的低温环境,使用电风扇、空调。按摩患者四肢及躯干,促进循环散热。监测体温、心电、血压、凝血功能等。②给予吸氧。③降温:降温速度与预后密切相关。体温越高,持续时间越长,组织损害越严重,预后也越差。一般应在 1 小时内使直肠温度降至 37.8～38.9 ℃。④补钠和补液,维持水、电解液平衡,纠正酸中毒。低血压时应首先及时输液补足血容量,必要时应用升压药(如多巴胺)。⑤防治脑水肿和抽搐:应用甘露醇。糖皮质激素有一定的降温、改善机体的反应性、降低颅内压作用,可用地塞米松。可酌情应用清蛋白。有抽搐发作者,可静脉注射地西泮。⑥综合与对症治疗:保持呼吸道通畅,昏迷或呼吸衰竭者行气管插管,用人工呼吸机辅助通气;肺水肿时可给予毛花苷 C、呋塞米、糖皮质激素和镇静药;应及时发现和治疗肾功能不全;防治肝功能不全和心功能不全;控制心律失常;给予质子泵抑制剂预防上消化道出血;适当应用抗生素预防感染等。

七、护理问题

(一)体液不足

体液不足与中暑衰竭引起血容量不足有关。

(二)疼痛

肌肉痉挛性疼痛与低钠、低氯有关。

(三)急性意识障碍

急性意识障碍与中暑引起头部温度过高有关。

(四)体温过高

体温过高与体温调节中枢功能障碍有关。

八、护理措施

(一)即刻护理措施

心力衰竭患者要给予半卧位,血压过低患者要给予平卧位,昏迷患者要保持气道通畅,及时清除口鼻分泌物,充分供氧,必要时准备机械通气治疗。

(二)保持有效降温

1.环境降温

将患者安置在 20～25 ℃空调房间内,以增加辐射散热。

2.体外降温

头部降温可采用冰帽、电子冰帽,或用装满冰块的塑料袋紧贴两侧颈动脉处及双侧腹股沟区。全身降温可使用冰毯,或用冰水擦拭皮肤,但注意避免局部冻伤。

3.体内降温

用冰盐水 200 mL 进行胃或直肠灌洗;也可用冰的 5% 葡萄糖盐水 1 000～2 000 mL 静脉滴注,开始时滴速控制在 30～40 滴/分;或用低温透析仪(10 ℃)进行血液透析。

降温时应注意:①冰袋放置位置准确,注意及时更换,尽量避免同一部位长时间直接接触皮肤,以防冻伤。冰(冷)水、酒精擦浴时,禁止擦拭胸部、腹部及阴囊处。②冰(冷)水擦拭和冰(冷)水浴者,在降温过程中,必须用力按摩患者四肢及躯干,以防周围血管收缩,导致皮肤血流淤滞。③老年人、新生儿、昏迷、休克、心力衰竭,体弱或伴心血管基础疾病者,不能耐受 4 ℃冰浴,应禁用。必要时可选用 15 ℃冷水淋浴或冰水浴。④头部降温常用冰枕、冰帽,使用时注意保护枕后、耳郭的皮肤,防止冻伤。⑤密切观察病情变化。

(三)降温效果观察

(1)降温过程中应密切监测肛温,每 15～30 分钟测量一次,根据肛温变化调整降温措施。

(2)观察末梢循环情况,以确定降温效果。如患者高热而四肢末梢厥冷、发绀、提示病情加重;经治疗后体温下降、四肢末梢转暖、发绀减轻或消失,则提示治疗有效。无论何种降温方法,只要体温降至 38 ℃左右即可考虑终止降温,防止体温再度回升。

(3)如有呼吸抑制、深昏迷、血压下降则停用药物降温。

(四)并发症的监测

(1)监测尿量、尿色、尿比重,以观察肾功能状况,深茶色尿和肌肉触痛往往提示横纹肌溶解。

(2)密切监测血压、心率,有条件者可测量中心静脉压、肺动脉楔压、心排血量及体外循环阻力指数等,防止休克,并且指导合适补液以防止补液过量而引起肺水肿。降温时,血压应维持收缩压在 12.0 kPa(90 mmHg)以上,注意有无心律失常出现,必要时应及时处理。

(3)监测动脉血气、神志、瞳孔、脉搏、呼吸的变化。中暑高热患者,动脉血气结果应予校正。

(4)严密监测凝血酶原时间、凝血活酶时间、血小板计数和纤维蛋白原,以防弥散性血管内凝血。

(5)监测水、电解质的失衡。

（6）观察与高热同时存在的其他症状：如是否伴有寒战、大汗、咳嗽、呕吐、腹泻、出血等，以协助明确诊断。

（五）对症护理

（1）口腔护理：高热患者应加强口腔护理，以防感染与溃疡。

（2）皮肤护理：高热大汗者应及时更换衣裤及被褥，注意皮肤清洁卫生，定时翻身，防止压疮的发生。

（3）高热惊厥护理：应保护患者，防止坠床及碰伤，惊厥时注意防止舌咬伤。

第六章

神经内科常见疾病患者的护理

第一节 三叉神经痛患者的护理

三叉神经痛是指三叉神经分布范围内反复发作短暂性剧烈疼痛,分为原发性及继发性两种。前者病因未明,可能是某些致病因素使三叉神经脱髓鞘而产生异位冲动或伪突触传递,近年来由于显微血管减压术的开展,多数学者认为其主要原因是邻近血管压迫三叉神经根所致。继发性三叉神经痛常见原因有鼻咽癌颅底转移、中颅窝脑膜瘤、听神经瘤、半月节肿瘤、动脉瘤压迫、颅底骨折、脑膜炎、颅底蛛网膜炎、三叉神经节带状疱疹病毒感染等。

一、病因和发病机制

近年来由于显微血管减压术的开展,多数学者认为三叉神经痛的病因是邻近血管压迫了三叉神经根所致。绝大部分为小脑上动脉从三叉神经根的上方或内上方压迫了神经根,少数为小脑前下动脉从三叉神经根的下方压迫了神经根。血管对神经的压迫,使神经纤维挤压在一起,逐渐使其发生脱髓鞘改变,从而引起相邻纤维之间出现短路现象,轻微的刺激即可形成一系列的冲动通过短路传入中枢,引起一阵阵剧烈的疼痛。

二、临床表现

多发生于 40 岁以上,女略多于男,多为单侧发病。突发闪电样、刀割样、钻顶样、烧灼样剧痛,严格限三叉神经感觉支配区内,伴有面部抽搐,又称"痛性抽搐",每次发作持续数秒钟至 1~2 分钟即骤然停止,间歇期无任何疼痛。在疲劳或紧张时发作较频。

三、治疗原则

对于三叉神经痛,无论是原发性或继发性,在未明确病因或难以查出病因的情况下均可用药物治疗或封闭治疗,以缓解症状,倘若一旦确诊病因,应针对病因治疗,除非因高龄、身患严重疾病等因素难以接受者或病因去除治疗后仍疼痛发作者,可继续采用药物治疗或封闭疗法。若服药后的不良反应大者亦可先选择封闭疗法。

四、治疗

(一)药物治疗

三叉神经痛的药物治疗主要用于患者发病初期或症状较轻者。经过一段时间的药物治疗,部分患者可达到完全治愈或症状得到缓解,表现在发作程度减轻、发作次数减少。

目前应用最广泛、最有效的药物是抗癫痫药。在用药方面应根据患者的具体情况进行具体分析,各药可单独使用,亦可互相联合应用。在采用药物治疗过程中,应特别注意各种药物的不良反应,进行必要的检测,以免发生不良反应。

1.痛痉宁

痛痉宁亦称卡马西平、痛可宁等。该药对三叉神经脊束核及丘脑中央内侧核部位的突触传导有显著的抑制作用。用药达到有效治疗量后,多数患者于24小时内发作性疼痛即消失或明显减轻。文献报道,痛痉宁可使70%以上的患者完全止痛,20%的患者疼痛缓解,此药需长期服用才能维持疗效,多数患者在停药后疼痛再次出现。不少患者服药后疗效有时会逐渐下降,需加大剂量。此药不能根治三叉神经痛,复发者再次服用仍有效。

用法与用量:口服,开始时一次0.1~0.2 g,每天1~2次,然后逐日增加0.1 g。每天最大剂量不超过1.6 g,取得疗效后,可逐日逐次地减量,维持在最小有效量。如最大剂量应用2周后疼痛仍不消失或减轻时,则应停止服用,改用其他药物或治疗方法。

不良反应有眩晕、嗜睡、步态不稳、恶心,数天后消失,偶有白细胞计数减少、皮疹,可停药。

2.苯妥英钠

苯妥英钠为一种抗癫痫药,在未开始应用痛痉宁之前,该药曾被认为是治疗三叉神经痛的首选药物,本药疗效不如痛痉宁,止痛效果不完全,长期使用止痛效果减弱,因此,目前已列为第二位选用药物。

本品主要通过增高周围神经对电刺激的兴奋阈值及抑制脑干三叉神经脊髓束的突触间传导而起作用。其疗效仅次于痛痉宁,文献报道有效率为 88%～96%,但需长期用药,停药后易复发。

用法与用量:成人开始时每次 0.1 g,每天 3 次口服。如用药后疼痛不见缓解,可加大剂量到每天 0.2 g,每天 3 次,但最大剂量应不超过 0.8 g/d。取得疗效后再逐渐递减剂量,以最小量维持。肌内注射或静脉注射:一次 0.125～0.25 g,每天总量不超过 0.5 g。临用时用等渗盐水溶解后方可使用。

不良反应为长期服用该药或剂量过大时,患者可出现头痛、头晕、嗜睡、共济失调及神经性震颤等。一般减量或停药后可自行恢复。本品对胃有刺激性,易引起厌食、恶心、呕吐及上腹痛等症状。饭后服用可减轻上述症状。长期服用可出现黏膜溃疡,多见于口腔及生殖器,并可引起牙龈增生,同时服用钙盐及抗过敏药可减轻。与苯妥英钠并用可引起白细胞计数减少、视力减退等症状。大剂量静脉注射,可引起患者心肌收缩力减弱、血管扩张、血压下降,严重时可引起心脏传导阻滞、心脏骤停。

3.氯硝西泮

氯硝西泮为抗癫痫药物,对三叉神经痛也有一定疗效。患者服药 4～12 天,血浆药浓度可达到稳定水平,为 30～60 μg/mL。口服氯硝西泮后,30～60 分钟作用逐渐显著,维持 6～8 小时,一般在最初 2 周内可达最大效应,其效果次于痛痉宁和苯妥英钠。

用法与用量:氯硝西泮药效强,开始 1 mg/d,分 3 次服,即可产生治疗效果。而后每 3 天调整药量 0.5～1 mg,直至达到满意的治疗效果,至维持剂量为 3～12 mg/d。最大剂量为20 mg/d。

不良反应有嗜睡、行为障碍、共济失调、眩晕、言语不清、肌张力低下等,对肝肾功能也有一定的损害,有明显肝脏疾病的患者应禁用。

4.山莨菪碱(654-2)

山莨菪碱是从我国特产茄科植物山莨菪中提取的一种生物碱,其作用与阿托品相似,可使平滑肌松弛,解除血管痉挛(尤其是微血管),同时具有镇痛作用。本药对治疗三叉神经痛有一定疗效,近期效果满意,据文献报道有效率为 76.1%～78.4%,止痛时间一般为 2～6 个月,个别达 5 年之久。

用法与用量:①口服,每次 5～10 mg,每天 3 次,或每次 20～30 mg,每天 1 次。②肌内注射:每次 10 mg,每天 2～3 次,待疼痛减轻或疼痛发作次数减少后改为每次 10 mg,每天 1 次。

不良反应有口干、面红、轻度扩瞳、排尿困难、视近物模糊及心率增快等反应。以上反应多在 1～3 小时消失,长期用药不会蓄积中毒。有青光眼和心脏病患者忌用。

5.巴氯芬

巴氯芬是抑制性神经递质 γ-氨基丁酸的类似物,临床试验研究表明本品能缓解三叉神经痛。用法:巴氯芬开始每次 10 mg,每天 3 次,隔天增加每天 10 mg,直到治疗的第 2 周结束时,将用量递增至每天 60～80 mg。每天平均维持量:单用者为 50～60 mg,与痛痉宁或苯妥英钠合用者为 30～40 mg。文献报道,治疗三叉神经痛的近期疗效,巴氯芬与痛痉宁几乎相同,但远期疗效不如痛痉宁,巴氯芬与痛痉宁或苯妥英钠均具有协同作用,且比痛痉宁更安全,这一特点使巴氯芬在治疗三叉神经痛方面颇受欢迎。

6.麻黄碱

本品可以兴奋脑啡肽系统,因而具有镇痛作用,其镇痛程度为吗啡的 1/12～1/7。用法:每次 30 mg,肌内注射,每天 2 次。甲亢、高血压、动脉硬化、心绞痛等患者禁用。

7.硫酸镁

本品在眶上孔或眶下孔注射可治疗三叉神经痛。

8.维生素 B_{12}

文献报道,用大剂量维生素 B_{12} 对治疗三叉神经痛确有较好疗效。用法:维生素 B_{12} 4 000 μg 加维生素 B_1 200 mg 加 2％普鲁卡因 4 mL 对准扳机点作深浅上下左右四点式注药,对放射的始端作深层肌下进药,放射的终点作浅层四点式进药,药量可根据疼痛轻重适量进入。但由于药物作用扳机点可能变位,治疗时可酌情根据变位更换进药部位。

9.哌咪清(匹莫齐特)

文献报道,用其他药物治疗无效的顽固性三叉神经痛患者用本品有效,且其疗效明显优于痛痉宁。开始剂量为每天 4 mg,逐渐增加至每天 12～14 mg,分 2 次服用。不良反应以锥体外系反应较常见,亦可有口干、无力、失眠等。

10.维生素 B_1

维生素 B_1 在神经组织蛋白合成过程中起辅酶作用,参与胆碱代谢,其止痛效果差,只能作为辅助药物。用法与用量:①肌内注射 1 mg/d,每天 1 次,10 天后改为 2～3 次/周,持续 3 周为 1 个疗程。②三叉神经分支注射:根据疼痛部位可作眶上神经、眶下神经、上颌神经和下颌神经注射。每次 500～1 000 μg,每周

2～3次。③穴位注射:每次25～100 μg,每周2～3次。常用颊车、下关、四白及阿是穴等。

11.激素

原发性三叉神经痛和继发性三叉神经痛的病例,其病理改变在光镜和电镜下都表现为三叉神经后根有脱髓鞘改变。在临床治疗中发现,许多用痛痉宁、苯妥英钠等治疗无效的患者,改用强的松、地塞米松等治疗有效。这种激素治疗的原理与治疗脱髓鞘疾病相同,利用激素的免疫抑制作用达到治疗三叉神经痛的目的。由于各学者报告的病例少,只是对一部分痛痉宁、苯妥英钠治疗无效者应用有效,其长期效果和机理有待进一步观察。剂量与用量:①泼尼松、去氧可的松,每次5 mg,每天3次。②地塞米松(氟美松),每次0.75 mg,每天3次,口服;或每次5 mg,每天1次,肌内或静脉注射。

(二)神经封闭法

神经封闭法主要包括三叉神经半月节及其周围支酒精封闭术和半月节射频热凝法,其原理是通过酒精的化学作用或热凝的物理作用来作用于三叉神经纤维,使其发生坏变,从而阻断神经传导达到止痛的目的。

1.三叉神经酒精封闭法

封闭用酒精浓度一般在80%左右(因封闭前注入局麻,故常用98%浓度)。

(1)眶上神经封闭:适用于三叉神经第一支痛。方法为:患者取坐或卧位,位于眶上缘中内1/3交界处,触及切迹,皮肤消毒及局麻后,用短细针头自切迹刺入皮肤直达骨面,找到骨孔后刺入,待患者出现放射痛时,先注入2%利多卡因0.5～1 mL,待眶上神经分布区针感消失,再缓慢注入乙醇0.5 mL左右。

(2)眶下神经封闭:在眶下孔封闭三叉神经上颌支的眶下神经。适用于三叉神经第二支痛(主要疼痛局限在鼻旁、下眼睑、上唇等部位)。方法为:患者取坐或卧位,位于距眶下缘约1 cm,距鼻中线3 cm,触及眶下孔,该孔走向与矢状面成40°～45°角,长约1 cm,故穿刺时针头由眶下孔作40°～45°角向外上、后进针,深度不超过1 cm,患者出现放射痛时,以下操作同眶上神经封闭。

(3)后上齿槽神经封闭:在上颌结节的后上齿槽孔处进行。适用于三叉神经第二支痛(痛区局限在上白齿及其外侧黏膜者)。方法为:患者取坐或卧位,头转向健侧,穿刺点在颧弓下缘与齿槽嵴成角处,即相当于过眼眶外缘的垂线与颧骨下缘相交点,局部消毒后,先用左手指将附近皮肤向下前方拉紧,继之以4～5 cm长穿刺针自穿刺点稍向后上方刺入直达齿槽嵴的后侧骨面,然后紧贴骨面缓慢深入2 cm左右,即达后上齿槽孔处,先注入2%利多卡因,后再注入酒精。

(4)颏神经封闭:在下颌骨的颏孔处进行,适用于三叉神经第三支痛(主要局限在颏部、下唇)。方法为:在下颌骨上、下缘间之中点相当于咬肌前缘和颏正中线之间中点找到颏孔,然后自后上方并与皮肤成45°角向前下进针刺入骨面,插入颏孔,以下操作同眶上神经封闭。

(5)上颌神经封闭:用于三叉神经第二支痛(痛区广泛及眶下神经封闭失效者)。上颌神经主干自圆孔穿出颅腔至翼腭窝。方法常用侧入法:穿刺点位于眼眶外缘至耳道间连线中点下方,穿刺针自该点垂直刺入深约4 cm,触及翼突板,继之退针2 cm左右稍改向前方15°角重新刺入,滑过翼板前缘,再深入0.5 cm即入翼腭窝内,患者有放射痛时,回抽无血后,先注入2%利多卡因,待上颌部感觉麻后,注入酒精1 mL。

(6)下颌神经封闭:用于三叉神经第三支痛(痛区广泛及眶下神经封闭失效者)。下颌神经主干自卵圆孔穿出。方法常用侧入法:穿刺点同上颌神经穿刺点,垂直进针达翼突板后,退针2 cm再改向上后方15°角进针,患者出现放射痛后,注药同上颌神经封闭。

(7)半月神经节封闭:用于三叉神经第二、三支痛或第一至三支痛,方法常用前入法:穿刺点在口角上方及外侧约3 cm处,自该点进针,向后、上、内及正面看应对准向前直视的瞳孔,从侧面看朝颧弓中点,约进针5 cm处达颅底触及试探,当刺入卵圆孔时,患者即出现放射痛(下颌区),则再推进0.5 cm,上颌部亦出现剧痛即确认进入半月节内。回抽无血、无脑脊液,先注入2%利多卡因0.5 mL同侧面部麻木后,再缓慢注入酒精0.5 mL。

以上酒精封闭法的治疗效果差异较大,短者数月,长者可达数年。复发者可重复封闭,但难以根治。

2.三叉神经半月节射频热凝法

该法首先由 Sweat(1974)提出,它通过穿刺半月节插入电极后用电刺激确定电极位置,从而有选择地用射频温控定量灶性破坏法,达到止痛目的。方法有以下几种。

(1)半月节穿刺:同半月节封闭术。

(2)电刺激:穿入成功后,插入电极通入0.2~0.3 V、50~75 W/s的方波电流,这时患者感觉有刺激区的蚁行感。

(3)射频温探破坏:电刺激准确定位后,打开射频发生器,产生射频电场,此时为进一步了解电极位置,可将温度控制在42~44 ℃,这种电流可造成可逆性损伤并刺激产生疼痛,一旦电极位置无误,则可将温度增高,每次5 ℃,增高至

60～80 ℃,每次 30～60 秒,在破坏三叉神经第一支时,则稍缓慢加热并检查角膜反射。此方法有效率为 85％左右,但仍会复发而且不能根治。

3.三叉神经痛的 γ 刀放射疗法

1991 年,有学者利用磁共振成像定位像输入 HP-9000 计算机,使用 Gamma plan 进行定位和定量计算,选择三叉神经感觉根进脑干区为靶点进行照射,达到缓解症状的目的,其疗效尚不明确。

五、护理

(一)护理评估

1.健康史评估

(1)原发性三叉神经痛是一种病因尚不明确的疾病。但三叉神经痛可继发于脑桥、小脑脚占位病变压迫三叉神经及多发硬化等。因此,应询问患者是否患有多发硬化,检查有无占位性病变,每次面部疼痛有无诱因。

(2)评估患者年龄:此病多发生于中老年人。40 岁以上起病者占 70％～80％,女略多于男,比例为 3：1。

2.临床观察与评估

(1)评估疼痛的部位、性质、程度、时间:通常疼痛无预兆,大多数人为单侧,开始和停止都很突然,间歇期可完全正常。发作表现为电击样、针刺样、刀割样或撕裂样的剧烈疼痛,每次数秒至 2 分钟。疼痛以面颊、上下颌及舌部最为明显;口角、鼻翼、颊部和舌部为敏感区。轻触即可诱发,称为扳机点;当碰及触发点如洗脸、刷牙时疼痛发作;或当因咀嚼、呵欠和讲话等引起疼痛,以致患者不敢做这些动作。患者表现为面色憔悴、精神抑郁和情绪低落。

(2)严重者伴有面部肌肉的反复性抽搐、口角牵向患侧,称为痛性抽搐;并可伴有面部发红、皮温增高、结膜充血和流泪等症状。严重者可昼夜发作,夜不成眠或睡后痛醒。

(3)病程可呈周期性,每次发作期可为数天、数周或数月不等;缓解期亦可为数天至数年不等。病程愈长,发作越频繁越重。神经系统检查一般无阳性体征。

(4)心理评估:使用焦虑量表评估患者的焦虑程度。

(二)护理问题

1.疼痛

疼痛主要由于三叉神经受损引起面颊、上下颌及舌疼痛。

2.焦虑

焦虑与疼痛反复、频繁发作有关。

(三)护理目标

(1)患者自感疼痛减轻或缓解。

(2)患者述舒适感增加,焦虑症状减轻。

(四)护理措施

1.治疗护理

(1)药物治疗:原发性三叉神经痛首选痛痉宁治疗。其不良反应为头晕、嗜睡、口干、恶心、皮疹、再生障碍性贫血、肝功能损害、智力和体力衰弱等。护理人员必须注意观察,嘱患者每1～2个月复查肝功和血常规。偶有皮疹、肝功能损害和白细胞计数减少时,需停药;也可按医师建议单独或联合使用苯妥英钠、氯硝西泮、巴氯芬、野木瓜等进行治疗。

(2)封闭治疗:三叉神经封闭是注射药物于三叉神经分支或三叉神经半月节上,阻断其传导,导致面部感觉丧失,获得一段时间的止痛效果。注射药物有无水乙醇、甘油等。封闭术的止痛效果往往不够满意,远期疗效较差,还有可能引起角膜溃疡、失明、脑神经损害、动脉损伤等并发症,且对三叉神经第一支疼痛不适用,但对全身状况差不能耐受手术的患者、鉴别诊断及为手术创造条件的过渡性治疗仍有一定的价值。

(3)经皮选择性半月神经节射频电凝治疗:在 X 线监视下或经计算机体层成像(computed tomography,CT)导向将射频电极针经皮插入半月神经节,通电加热至 65～75 ℃维持 1 分钟,可选择性地破坏节后无髓鞘的传导痛温觉的 Aβ 和 C 细纤维,保留有髓鞘的传导触觉的 Aα 和粗纤维,疗效可达 90% 以上,但会引起面部感觉异常、角膜炎、咀嚼无力、复视和带状疱疹等并发症。长期随访复发率为 21%～28%,但重复应用仍有效。本方法尤其适用于年老体弱不适合手术治疗的患者、手术治疗后复发者及不愿意接受手术治疗的患者。

射频电凝治疗后并发症的观察护理:观察患者的恶心、呕吐反应,随时处理污物,遵医嘱补液补钾;询问患者有无局部皮肤感觉减退;观察其是否有同侧角膜反射迟钝、咀嚼无力、面部异样不适感觉;注意给患者进餐软食,洗脸水温要适宜。患者如有术中穿刺方向偏内、偏深误伤视神经引起视力减退、复视等并发症,护理人员应积极遵医嘱给予治疗并防止患者活动摔伤、碰伤。

(4)外科治疗。

1)三叉神经周围支切除及抽除术:两者手术较简单,但因神经再生而容易复发,故有效时间短,目前较少采用,仅限于第一支疼痛者姑息使用。

2)三叉神经感觉根切断术:经枕下入路三叉神经感觉根切断术,三叉神经痛均适用此种入路,手术操作较复杂,危险性大,术后反应较多,但常可发现病因,可很好保护运动根及保留部分面部和角膜触觉,复发率低,至今仍广泛使用。

3)三叉神经脊束切断术:此手术危险性太大,术后并发症严重,现很少采用。

4)微血管减压术:已知有 $85\%\sim96\%$ 的三叉神经痛患者是由于三叉神经根存在血管压迫所致,用手术方法将压迫神经的血管从三叉神经根部移开,疼痛则会消失,这就是微血管减压术,因为微血管减压术是针对三叉神经痛的主要病因进行治疗,去除血管对神经的压迫后,约 90% 的患者疼痛可以完全消失,面部感觉完全保留,从而达到根治的目的,微血管减压术可以保留三叉神经功能,运用显微外科技术进行手术,减小了手术创伤,很少遗留永久性神经功能障碍,术中手术探查可以发现引起三叉神经痛的少见病因,如影像学未发现的小肿瘤、蛛网膜增厚及粘连等,因而成为原发性三叉神经痛的首选手术治疗方法。①三叉神经微血管减压术的手术适应证:正规药物治疗一段时间后,药物效果不明显或疗效明显减退的患者;药物过敏或严重不良反应不能耐受;疼痛严重,影响工作、生活和休息者。②微血管减压术治疗三叉神经痛的临床有效率为 $90\%\sim98\%$,影响其疗效的因素有很多,其中压迫血管的类型、神经受压的程度及减压方式的不同对其临床治疗和预后的判断有着重要的意义。微血管减压术治疗三叉神经痛也存在 $5\%\sim10\%$ 的复发率,不同术者和手术方法的不同差异会很大。研究表明,患者的性别、年龄、疼痛的支数、疼痛部位、病程、近期疗效及压迫血管的类型可能与复发存在一定的联系。导致三叉神经痛术后复发的主要原因有:病程大于 8 年;静脉为压迫因素;术后无即刻症状消失者。三叉神经痛复发最多见于术后 2 年内,2 年后复发率明显降低。

2.心理支持

由于本病为突然发作的反复的阵发性剧痛,易出现精神抑郁和情绪低落等表现,护士应关心、理解、体谅患者,帮助其减轻心理压力,增强战胜疾病的信心。

3.健康教育

指导患者生活有规律,合理休息、娱乐;鼓励患者运用指导式想象、听音乐、阅读报刊等分散注意力,消除紧张情绪。

第二节　面神经炎患者的护理

面神经炎又称 Bel 麻痹,是面神经在茎乳孔以上面神经管内段的急性非化脓性炎症。

一、病因

MG 病因不明,一般认为是由于面部受冷风吹袭、病毒感染、自主神经功能紊乱造成面神经的营养微血管痉挛,引起局部组织缺血、缺氧所致。近年来也有学者认为可能是一种免疫反应。膝状神经节综合征则是由于带状疱疹病毒感染,使膝状神经节及面神经发生炎症所致。

二、临床表现

无年龄和性别差异,多为单侧,偶见双侧,多为吉兰-巴雷综合征。发病与季节无关,通常急性起病,数小时至 3 天达到高峰。病前 1～3 天患侧乳突区可有疼痛。同侧额纹消失,眼裂增大,闭眼时,眼睑闭合不全,眼球向外上方转动并露出白色巩膜,称 Bel 现象。病侧鼻唇沟变浅,口角下垂。不能作噘嘴和吹口哨动作,鼓腮时病侧口角漏气,食物常滞留于齿颊之间。

若病变波及鼓索神经,尚可有同侧舌前 2/3 味觉减退或消失。镫骨肌支以上部位受累时,出现同侧听觉过敏。膝状神经节受累时除面瘫、味觉障碍和听觉过敏外,还有同侧唾液、泪腺分泌障碍,耳内及耳后疼痛,外耳道及耳郭部位带状疱疹,称膝状神经节综合征。一般预后良好,通常于起病 1 周后开始恢复,2～3 个月痊愈。发病时伴有乳突疼痛、老年、患有糖尿病和动脉硬化者预后差。可遗有面肌痉挛或面肌抽搐。可根据肌电图检查及面神经传导功能测定判断面神经受损的程度和预后。

三、诊断与鉴别诊断

根据急性起病的周围性面瘫即可诊断。但需与以下疾病鉴别。

(1)吉兰-巴雷综合征:可有周围面瘫,多为双侧性,并伴有对称性肢体瘫痪和脑脊液蛋白-细胞分离。

(2)中耳炎、迷路炎、乳突炎等并发的耳源性面神经麻痹,以及腮腺炎肿瘤下颌化脓性淋巴结炎等所致者多有原发病的特殊症状及病史。

(3)颅后窝肿瘤或脑膜炎引起的周围性面瘫:起病较慢,且有原发病及其他脑神经受损表现。

四、治疗

(一)急性期治疗

急性期治疗以改善局部血液循环,消除面神经的炎症和水肿为主。如是带状疱疹所致的 Hunt 综合征,可口服阿昔洛韦 5 mg/(kg·d),每天 3 次,连服7~10 天。

(1)类固醇皮质激素:泼尼松(20~30 mg)每天 1 次,口服,连续 7~10 天。

(2)改善微循环,减轻水肿:706 代血浆(羟乙基淀粉)或低分子右旋糖酐 250~500 mL,静脉滴注每天 1 次,连续 7~10 天,亦可加用脱水利尿药。

(3)神经营养代谢药物的应用:维生素 B_1 50~100 mg、维生素 B_{12} 500 μg、胞磷胆碱 250 mg、辅酶 Q_{10} 5~10 mg 等,肌内注射,每天 1 次。

(4)理疗:茎乳孔附近超短波透热疗法,红外线照射。

(二)恢复期治疗

恢复期治疗以促进神经功能恢复为主。

(1)口服维生素 B_1、维生素 B_{12} 各 1~2 片,每天 3 次;地巴唑 10~20 mg,每天 3 次。亦可用加兰他敏 2.5~5 mg,肌内注射,每天 1 次。

(2)中药、针灸、理疗。

(3)采用眼罩、滴眼药水、涂眼药膏等方法保护暴露的角膜。

(4)病后 2 年仍不恢复者,可考虑行神经移植治疗。

五、护理

(一)一般护理

(1)病后两周内应注意休息,减少外出。

(2)本病一般预后良好,约 80% 患者可在 3~6 周痊愈,因此应向患者说明病情,使其积极配合治疗,解除心理压力,尤其是年轻患者,应保持健康心态。

(3)给予易消化、高热能的半流质,保证机体足够的营养代谢,增加身体抵抗力。

(二)观察要点

面神经炎是神经科常见病之一,在护理观察中主要注意以下两方面的鉴别。

1.分清面瘫属中枢性还是周围性瘫痪

中枢性面瘫是由对侧皮质延髓束受损引起的,故只产生对侧下部面肌瘫痪,表现为鼻唇沟浅、口角下坠、露齿、鼓腮、吹口哨时出现肌肉瘫痪,而皱额、闭眼仍正常或稍差,哭笑等情感运动时,面肌仍能收缩。周围性面瘫所有表情肌均瘫痪,不论随意或情感活动,肌肉均无收缩。

2.正确判断患病一侧

面肌挛缩时病侧鼻唇沟加深,眼裂缩小,易误认健侧为病侧。如让患者露齿时可见挛缩侧面肌不收缩,而健侧面肌收缩正常。

(三)保护暴露的角膜及防止结膜炎

由于患者不能闭眼,因此必须注意眼的清洁卫生。

(1)外出必须戴眼罩,避免尘沙进入眼内。

(2)每天用抗生素眼药水滴眼,入睡前用眼药膏,以防止角膜炎或暴露性角结膜炎。

(3)擦拭眼泪的正确方法是向上,以防止加重外翻。

(4)注意用眼卫生,养成良好习惯,不能用脏手、脏手帕擦泪。

(四)保持口腔清洁防止牙周炎

由于患者患侧面肌瘫痪,进食时食物残渣常停留于患侧颊齿间,故应注意口腔卫生。

(1)经常漱口,必要时使用消毒漱口液。

(2)正确使用刷牙方法,应采用"短横法或竖转动法"两种方法,以去除菌斑及食物残片。

(3)牙齿的邻面与间隙容易堆积菌斑而发生牙周炎,可用牙线紧贴牙齿颈部,然后在邻面作上下移动,每个牙齿4～6次,直至刮净。

(4)牙龈乳头萎缩和齿间空隙大的情况下可用牙签沿着牙龈的形态线平行插入,不宜垂直插入,以免影响美观和功能。

(五)家庭护理

1.注意面部保暖

夏天避免在窗下睡觉,冬天迎风乘车要戴口罩,在野外作业时注意面部及耳后的保护。耳后及病侧面部给予温热敷。

2.平时加强身体锻炼

增强抗风寒侵袭的能力,积极治疗其他炎性疾病。

3.瘫痪面肌锻炼

因面肌瘫痪后常松弛无力,患者可自己对着镜子用手掌贴于瘫痪的面肌上做环形按摩,每天3～4次,每次15分钟,以促进血液循环,并可减轻患侧面肌受健侧的过度牵拉。当神经功能开始恢复时,鼓励患者练习病侧的各单个面肌的随意运动,以促进瘫痪肌的早日康复。

第三节　重症肌无力患者的护理

重症肌无力(myasthenia gravis,MG)是乙酰胆碱受体抗体介导的,细胞免疫依赖及补体参与者的神经-肌肉接头处传递障碍的自身免疫性疾病。病变主要累及神经-肌肉接头处突触后膜上的乙酰胆碱受体。临床特征为部分或全身骨骼肌易疲劳,通常在活动后加重、休息后减轻,具有晨轻暮重等特点。MG在一般人群中发病率为8/10万～20/10万,患病率约为50/10万。

一、病因

(1)MG确切的发病机制目前仍不明确,但是有关该病的研究还是很多的,其中,研究最多的是有关MG与胸腺的关系,以及乙酰胆碱受体抗体在MG中的作用。大量的研究发现,MG患者神经-肌肉接头处突触后膜上的乙酰胆碱受体数目减少,受体部位存在抗乙酰胆碱受体抗体,且突触后膜上有IgG和C_3复合物的沉积。

(2)血清中的抗乙酰胆碱受体抗体的增高和突触后膜上的沉积所引起有效的乙酰胆碱受体数目的减少,是本病发生的主要原因。而胸腺是乙酰胆碱受体抗体产生的主要场所,因此,本病的发生一般与胸腺有密切的关系。所以,调节人体乙酰胆碱受体,使之数目增多,化解突触后膜上的沉积,抑制抗乙酰胆碱受体抗体的产生是治愈本病的关键。

(3)很多临床现象也提示本病和免疫机制紊乱有关。

二、诊断要点

(一)临床表现

本病根据临床特征诊断不难。起病隐袭,主要表现为受累肌肉病态疲劳,肌肉连续收缩后出现严重肌无力甚至瘫痪，经短暂休息后可见症状减轻或暂时好转。肌无力多于下午或傍晚劳累后加重，晨起或休息后减轻，称为"晨轻暮重"。患者首发症状常为眼外肌麻痹，出现非对称性眼肌麻痹和上睑下垂，斜视和复视，严重者眼球运动明显受限，甚至眼球固定，瞳孔光反射不受影响。面肌受累表现为皱纹减少，表情困难，闭眼和示齿无力；咀嚼肌受累使连续咀嚼困难，进食经常中断；延髓肌受累导致饮水呛咳，吞咽困难，声音嘶哑或讲话鼻音；颈肌受损时抬头困难。严重时出现肢体无力，上肢重于下肢，近端重于远端。呼吸肌、膈肌受累，出现咳嗽无力、呼吸困难，重症可因呼吸肌麻痹继发吸入性肺炎而导致死亡。偶有心肌受累可突然死亡，平滑肌和膀胱括约肌一般不受累。感染、妊娠、月经前常导致患者病情恶化，精神创伤、过度疲劳等可为诱因。

(二)临床试验

肌疲劳试验，如反复睁闭眼、握拳或两上肢平举，可使肌无力更加明显，有助诊断。

(三)药物试验

1.新斯的明试验

以甲基硫酸新斯的明 0.5 mg 肌内注射或皮下注射。如肌力在半至 1 小时内明显改善时可以确诊，如无反应，可次日用 1 mg、1.5 mg，直至 2 mg 再试，如注射 2 mg 仍无反应，一般可排除本病。为防止新期的明的毒碱样反应，需同时肌内注射阿托品 0.5～1.0 mg。

2.依酚氯铵试验

依酚氯铵试验用于病情危重、有延髓性麻痹或肌无力危象者。用 10 mg 溶于 10 mg 生理盐水中缓慢静脉注射，至 2 mg 后稍停 20 秒，若无反应可注射 8 mg，症状改善者可确诊。

(四)辅助检查

1.电生理检查

常用感应电持续刺激，受损肌反应及迅速消失。此外，也可行肌电图重复频率刺激试验，低频刺激波幅递减超过 10%，高频刺激波幅递增超过 30% 为阳性。单纤维肌电图出现颤抖现象延长，延长超过 50 μs 者也属阳性。

2.其他

血清中抗乙酰胆碱受体抗体测定约 85% 的患者增高。胸部 X 线摄片或胸腺 CT 检查，胸腺增生或伴有胸腺肿瘤，也有辅助诊断价值。

三、鉴别要点

(1)本病眼肌型需与癔症、动眼神经麻痹、甲状腺毒症、眼肌型营养不良症、眼睑痉挛鉴别。

(2)延髓肌型者,需与真假延髓性麻痹鉴别。

(3)四肢无力者需与神经衰弱、周期性瘫痪、感染性多发性神经炎、进行性脊肌萎缩症、多发性肌炎和癌性肌无力等鉴别。由支气管小细胞肺癌所引起的类肌无力综合征与本病十分相似,但药物试验阴性。肌电图有特征异常,静息电位低于正常,低频重复电刺激活动电位渐次减小,高频重复电刺激活动电位渐次增大。

四、规范化治疗

(一)胆碱酯酶抑制剂

主要药物是溴吡斯的明,剂量为 60 mg,每天 3 次,口服。可根据患者症状确定个体化剂量,若患者吞咽困难,可在餐前 30 分钟服药;如晨起行走无力,可在起床前服长效溴吡斯的明 180 mg。

(二)皮质激素

皮质激素适用于抗胆碱酯酶药反应较差并已行胸腺切除的患者。由于用药早期肌无力症状可能加重,患者最初用药时应住院治疗,用药剂量及疗程应根据患者具体情况做个体化处理。

1.大剂量泼尼松

开始剂量为 60~80 mg/d,口服,当症状好转时可逐渐减量至相对低的维持量,隔天服 5~15 mg/d,隔天用药可减轻不良反应的发生。患者通常在 1 个月内症状改善,常于数月后疗效达到高峰。

2.甲泼尼龙冲击疗法

反复发生危象或大剂量泼尼松治疗不能缓解,住院危重病例、已用气管插管或呼吸机的患者可用,每天 1 g,口服,连用 3~5 天。如 1 个疗程不能取得满意疗效,隔 2 周可再重复 1 个疗程,共治疗 2~3 个疗程。

(三)免疫抑制剂

严重的或进展型病例必须做胸腺切除术,并用抗胆碱酯酶药治疗。症状改善不明显者可试用硫唑嘌呤;小剂量皮质激素未见持续疗效的患者也可用硫唑嘌呤替代大剂量皮质激素,常用剂量为 2~3 mg/(kg·d),最初自小剂量 1 mg/(kg·d)

开始,应定期检查血常规和肝、肾功能。白细胞计数低于 $3\times10^9/L$ 时应停用;可选择性抑制 T 细胞和 B 细胞增生,每次 1 g,每天 2 次,口服。

(四)血浆置换

血浆置换用于病情急骤恶化或肌无力危象患者,可暂时改善症状,或于胸腺切除术前处理,避免或改善术后呼吸危象,疗效持续数天或数月,该法安全,但费用昂贵。

(五)免疫球蛋白

通常剂量为 $0.4\ g/(kg\cdot d)$,静脉滴注,连用 3~5 天,用于各种类型危象。

(六)胸腺切除

60 岁以下的 MG 患者可行胸腺切除术,适用于全身型 MG 包括老年患者,通常可使症状改善或缓解,但疗效常在数月或数年后显现。

(七)危象的处理

1.肌无力危象

肌无力危象最常见,常因抗胆碱酯药物剂量不足引起,注射依酚氯铵或新斯的明后症状减轻,应加大抗胆碱酯药的剂量。

2.胆碱能危象

抗胆碱酯酶药物过量可导致肌无力加重,出现肌束震颤及毒蕈碱样反应,依酚氯铵静脉注射无效或加重,应立即停用抗胆碱酯酶药,待药物排出后重新调整剂量或改用其他疗法。

3.反拗危象

反拗危象为抗胆碱酯酶药不敏感所致。依酚氯铵试验无反应。应停用抗胆碱酯酶药,输液维持或改用其他疗法。

(八)慎用和禁用的药物

奎宁、吗啡及氨基糖苷类抗生素、新霉素、多黏菌素、巴龙霉素等应禁用,地西泮、苯巴比妥等应慎用。

五、护理

(一)护理诊断

1.活动无耐力

活动无耐力与神经-肌肉联结点传递障碍,肌肉萎缩、活动能力下降,呼吸困难、氧供需失衡有关。

2.废用综合征

废用综合征与神经肌肉障碍导致活动减少有关。

3.吞咽障碍

吞咽障碍与神经肌肉障碍(呕吐反射减弱或消失、咀嚼肌肌力减弱、感知障碍)有关。

4.生活自理缺陷

生活自理缺陷与眼外肌麻痹、眼睑下垂或四肢无力、运动障碍有关。

5.营养不足

低于机体需要量与咀嚼无力、吞咽困难致摄入减少有关。

(二)护理措施

(1)轻症者适当休息,避免劳累、受凉、感染、创伤、激怒。病情进行性加重者须卧床休息。

(2)在急性期,鼓励患者充分卧床休息。将患者经常使用的日常生活用品(如便器、卫生纸、茶杯等)放在患者容易拿取的地方。根据病情或患者的需要协助其进行日常生活活动,以减少能量消耗。

(3)指导患者使用床挡、扶手、浴室椅等辅助设施,以节省体力和避免摔伤。鼓励患者在能耐受的活动范围内,坚持身体活动。患者活动时,注意保持周围环境安全,无障碍物,以防跌倒;路面防滑,防止滑倒。

(4)给患者和家属讲解活动的重要性,指导患者和家属对受累肌肉进行按摩和被动/主动运动,防止肌肉萎缩。

(5)选择软饭或半流质饮食,避免粗糙干硬、辛辣等刺激性食物。根据患者的需要供给高蛋白、高热量、高维生素饮食。吃饭或饮水时保持端坐、头稍微前倾的姿势。给患者提供充足的进餐时间,喂饭速度要慢,少量多餐,交替喂液体和固体食物,让患者充分咀嚼、吞咽后再继续喂。把药片碾碎后制成糊状再喂药。

(6)注意保持进餐环境安静、舒适;进餐时,避免讲话或进行护理活动等干扰因素。进食宜在口服抗胆碱酯酶药物后 30~60 分钟,以防呛咳。如果有食物滞留,鼓励患者把头转向健侧,并控制舌头向受累的一侧清除残留的食物或喂食数口汤,让食物咽下。如果误吸液体,让患者上身稍前倾,头稍微低于胸口,便于分泌物引流,并擦去分泌物。在床旁备吸引器,必要时进行吸引。患者不能由口进食时,遵医嘱给予营养支持或鼻饲。

(7)注意观察抗胆碱酯酶药物的疗效和不良反应,严格执行用药时间和剂量,以防因用量不足或过量导致危象的发生。

(三)应急措施

(1)一旦出现 MG 危象,应迅速通知医师;立即给予吸痰、吸氧、简易呼吸器辅助呼吸,做好气管插管或切开、人工呼吸机的准备工作;备好新斯的明等药物,按医嘱给药,尽快解除危象。

(2)避免应用一切加重神经肌肉传导障碍的药物,如吗啡、利多卡因、链霉素、卡那霉素、庆大霉素和磺胺类药物。

(四)健康指导

1.入院教育

(1)给患者讲解疾病的名称,病情的现状、进展及转归。

(2)根据患者的需要,给患者和家属讲解饮食营养的重要性,取得他们的积极配合。

2.住院教育

(1)仔细向患者解释治疗药物的名称、用法、作用和不良反应。

(2)告知患者常用药治疗方法、服药注意事项,避免因服药不当而诱发肌无力危象。

(3)肌无力症状明显时,协助做好患者的生活护理,保持口腔清洁防止外伤和感染等并发症。

3.出院指导

(1)保持乐观情绪、生活规律、饮食合理、睡眠充足,避免疲劳、感染、情绪抑郁和精神创伤等诱因。

(2)注意根据季节、气候,适当增减衣服,避免受凉、感冒。

(3)按医嘱正确服药,避免漏服、自行停服和更改药量。

(4)患者出院后应随身带有卡片,包括姓名、年龄、住址、诊断证明,目前所用药物及剂量,以便在抢救时参考。

(5)病情加重时及时就诊。

第七章

呼吸内科常见疾病患者的护理

第一节　急性呼吸道感染患者的护理

急性呼吸道感染通常包括急性上呼吸道感染和急性气管-支气管炎。急性上呼吸道感染是鼻腔、咽或喉部急性炎症的总称;常见病原体为病毒,仅有少数由细菌引起;本病全年皆可发病,但冬春季节多发,具有一定的传染性,有时会引起严重的并发症,应积极防治。急性气管-支气管炎是指感染、物理、化学、过敏等因素引起的气管-支气管黏膜的急性炎症,可由急性上呼吸道感染蔓延而来,多见于寒冷季节或气候多变时,或气候突变时多发。

一、护理评估

(一)病因及发病机制

1.急性上呼吸道感染

急性上呼吸道感染有 70%～80% 由病毒引起,其中主要包括流感病毒、副流感病毒、呼吸道合胞病毒、腺病毒、鼻病毒等。由于感染病毒类型较多,又无交叉免疫,人体产生的免疫力较弱且短暂,同时在健康人群中有病毒携带者,故一个人可有多次发病。细菌感染占 20%～30%,可直接或继病毒感染之后发生,以溶血性链球菌最为多见,其次为流感嗜血杆菌、肺炎链球菌和葡萄球菌等,偶见革兰氏阴性杆菌。当全身或呼吸道局部防御功能降低时,原先存在于上呼吸道或外界侵入的病毒和细菌迅速繁殖,引起本病。通过含有病毒的飞沫或被污染的用具传播,引起发病。年老体弱或有慢性呼吸道疾病者更易患病。

2.急性气管-支气管炎

(1)感染:由病毒、细菌直接感染,或由急性上呼吸道病毒(如腺病毒、流感病毒)、细菌(如流感嗜血杆菌、肺炎链球菌)感染迁延而来,也可在病毒感染后继发细菌感染。亦可为衣原体和支原体感染。

(2)物理、化学性因素:过冷空气、粉尘、刺激性气体或烟雾的吸入使气管-支气管黏膜受到急性刺激和损伤,引起本病。

(3)变态反应:花粉、有机粉尘、真菌孢子等的吸入和对细菌蛋白质过敏等,均可引起气管-支气管的变态反应。寄生虫(如钩虫、蛔虫的幼虫)移行至肺,也可致病。

(二)健康史

有无受凉、淋雨、过度疲劳等使机体抵抗力降低等情况,应注意询问本次起病情况,既往健康情况,有无呼吸道慢性疾病史等。

(三)身体状况

1.急性上呼吸道感染

急性上呼吸道感染的主要症状和体征在不同的个体之间差异很大,根据病因不同可有不同类型,各型症状、体征之间无明显界定,也可互相转化。

(1)普通感冒:又称急性鼻炎或上呼吸道卡他,以鼻咽部卡他症状为主要表现,俗称"伤风"。成人多为鼻病毒所致,起病较急,初期有咽干、咽痒或咽痛,同时或数小时后会打喷嚏、鼻塞、流清水样鼻涕,2天后分泌物变稠,伴咽鼓管炎可引起听力减退,伴流泪、味觉迟钝、声嘶、少量咳嗽、低热不适、轻度畏寒和头痛。检查可见鼻腔黏膜充血、水肿、有分泌物,咽部轻度充血。如无并发症,一般经5~7天痊愈。

(2)流行性感冒(简称流感)则由流感病毒引起,起病急,鼻咽部症状较轻,但全身症状较重,伴高热、全身酸痛和眼结膜炎症状。而且常有较大或大范围的流行。

流行性感冒应及早应用抗流感病毒药物:起病1~2天应用抗流感病毒药物治疗,才能取得最佳疗效。目前抗流感病毒药物包括离子通道 M2 阻滞剂和神经氨酸酶抑制剂两类。离子通道 M2 阻滞剂:包括金刚烷胺和金刚乙胺,主要对甲型流感病毒有效。金刚烷胺类药物是治疗甲型流感的首选药物,有效率达70%~90%。金刚烷胺的不良反应有神经质、焦虑、注意力不集中和轻微头痛等中枢神经系统不良反应,一般在用药后几小时出现,金刚乙胺的毒副作用较小。胃肠道反应主要为恶心和呕吐,停药后可迅速消失。肾功能不全的患者需要调整金刚烷胺的剂量,对于老年人或肾功能不全者需要密切监测不良反应。神经氨酸酶抑制剂:奥司他韦(商品名达菲),作用机制是通过干扰病毒神经氨酸酶保守的唾液酸结合位点,从而抑制病毒的复制,对 A(包括 H5N1)和 B 不同亚型流感病毒均有效。奥司他韦成人每次口服 75 mg,每天 2 次,连服5 天,但须在症状出现 2 天内开始用药。奥司他韦的不良反应少,一般为恶心、呕吐等消化道症状,也有腹痛、头痛、头晕、失眠、咳嗽、乏力等不良反应的报道。

(3)病毒性咽炎和喉炎:临床特征为咽部发痒、不适和灼热感、声嘶、讲话困难、咳嗽、咳嗽时咽喉疼痛,无痰或痰呈黏液性,有发热和乏力,伴有咽下疼痛时,常提示有链球菌感染,体检发现咽部有明显充血和水肿、局部淋巴结肿大且触痛,提示流感病毒和腺病毒感染,腺病毒咽炎可伴有眼结膜炎。

(4)疱疹性咽峡炎:主要由柯萨奇病毒 A 引起,夏季好发。有明显咽痛、常伴有发热,病程约为一周。体检可见咽充血,软腭、腭垂、咽和扁桃体表面有灰白色疱疹及浅表溃疡,周围有红晕。多见于儿童,偶见于成人。

(5)咽结膜热:常为柯萨奇病毒、腺病毒等引起。夏季好发,游泳传播为主,儿童多见。表现为发热、咽痛、畏光、流泪、咽及结膜明显充血。病程为 4~6 天。

(6)细菌性咽-扁桃体炎:多由溶血性链球菌感染所致,其次为流感嗜血杆菌、肺炎链球菌、葡萄球菌等引起。起病急,咽痛明显、伴畏寒、发热,体温超过 39 ℃。检查可见咽部明显充血,扁桃体充血肿大,其表面有黄色点状渗出物,颌下淋巴结肿大伴压痛,肺部无异常体征。

本病如不及时治疗可并发急性鼻窦炎、中耳炎、急性气管-支气管炎。部分患者可继发病毒性心肌炎、肾炎、风湿热等。

2.急性气管-支气管炎

急性气管-支气管炎起病较急,常先有急性上呼吸道感染的症状,继之出现干咳或少量黏液性痰,随后可转为黏液脓性或脓性痰液,痰量增多,咳嗽加剧,偶可见痰中带血。全身症状一般较轻,可有发热,38 ℃左右,多于 3 天后消退。咳嗽、咳痰为最常见的症状,常为阵发性咳嗽,咳嗽、咳痰可延续 2~3 周才消失,如迁延不愈,则可演变为慢性支气管炎。呼吸音常正常或增粗,两肺可听到散在干、湿啰音。

(四)实验室及其他检查

1.血常规

病毒感染者白细胞计数正常或偏低,淋巴细胞比例升高;细菌感染者白细胞和中性粒细胞计数增高,可有核左移现象。

2.病原学检查

可做病毒分离和病毒抗原的血清学检查,确定病毒类型,以区别病毒和细菌感染。细菌培养及药物敏感试验,可判断细菌类型,并可指导临床用药。

3.X 线检查

胸部 X 线多无异常改变。

二、主要护理诊断及医护合作性问题

(一)舒适的改变

鼻塞、流涕、咽痛、头痛与病毒和(或)细菌感染有关。

(二)潜在并发症

鼻窦炎、中耳炎、心肌炎、肾炎、风湿性关节炎。

三、护理目标

患者躯体不适缓解,日常生活不受影响;体温恢复正常;呼吸道通畅;睡眠改善;无并发症发生或并发症被及时控制。

四、护理措施

(一)一般护理

注意隔离患者,减少探视,避免交叉感染。患者咳嗽或打喷嚏时应避免对着他人。患者使用的餐具、痰盂等用具应按规定消毒,或用一次性器具,回收后焚烧弃去。多饮水,补充足够的热量,给予清淡易消化、高热量、富含丰富维生素、富含营养的食物。避免刺激性食物,戒烟、酒。患者以休息为主,特别是在发热期间。部分患者往往因剧烈咳嗽而影响正常的睡眠,可给患者提供容易入睡的休息环境,保持病室适宜温度、湿度和空气流通。保证周围环境安静,关闭门窗。指导患者运用促进睡眠的方式,如睡前泡脚、听音乐等。必要时可遵医嘱给予镇咳、祛痰或镇静药物。

(二)病情观察

关注疾病流行情况、鼻咽部发生的症状、体征及血常规和 X 线胸片改变。注意并发症,如耳痛、耳鸣、听力减退、外耳道流脓等提示中耳炎;如头痛剧烈、发热、伴脓涕、鼻窦有压痛等提示鼻窦炎;如在恢复期出现胸闷、心悸、眼睑水肿、腰酸和关节痛等提示心肌炎、肾炎或风湿性关节炎,应及时就诊。

(三)对症护理

1.高热护理

体温超过 37.5 ℃,应每 4 小时测体温 1 次,观察体温过高的早期症状和体征,体温突然升高或骤降时,应随时测量和记录,并及时报告医师。体温>39 ℃时,要采取物理降温。降温效果不好可遵照医嘱选用适当的解热剂进行降温。患者出汗后应及时处理,保持皮肤的清洁和干燥,并注意保暖。鼓励患者多饮水。

2.保持呼吸道通畅

清除气管、支气管内分泌物,减少痰液在气管、支气管内的聚积。指导患者采取舒适的体位进行有效咳嗽。观察咳痰情况,如痰液较多且黏稠,可嘱患者多饮水,或遵照医嘱给予雾化吸入治疗,以湿润气道、利于痰液排出。

(四)用药护理

1.对症治疗

选用抗感冒复合剂或中成药减轻发热、头痛,减少鼻、咽充血和分泌物,如对乙酰氨基酚(扑热息痛)、银翘解毒片等。干咳者可选用右美沙芬、喷托维林(咳必清)等;咳嗽有痰可选用复方氯化铵合剂、溴己新(必嗽平),或进行雾化祛痰。咽痛者可含服喉片或草珊瑚片等。气喘者可用平喘药,如特布他林、氨茶碱等。

2.抗病毒药物

早期应用抗病毒药有一定疗效,可选用利巴韦林、奥司他韦、金刚烷胺、吗啉胍和抗病毒中成药等。

3.抗菌药物

如有细菌感染,最好根据药物敏感试验选择有效抗菌药物治疗,常可选用大环内酯类、青霉素类、氟喹诺酮类及头孢菌素类。

根据医嘱选用药物,告知患者药物的作用、可能发生的不良反应和服药的注意事项,如按时服药;应用抗生素者,注意观察有无迟发变态反应发生;对于应用解热镇痛药者注意避免大量出汗引起虚脱等。告知患者发现异常及时就诊等。

(五)心理护理

急性呼吸道感染预后良好,多数患者于一周内康复,仅少数患者可因咳嗽迁延不愈而发展为慢性支气管炎,患者一般无明显心理负担。但如果咳嗽较剧烈,加之伴有发热,可能会影响患者的休息、睡眠,进而影响工作和学习,个别患者会产生急于缓解咳嗽等症状的焦虑情绪。护理人员应与患者进行耐心、细致的沟通,通过对病情的客观评价,解除患者的心理顾虑,建立治疗疾病的信心。

(六)健康指导

1.疾病知识指导

帮助患者和家属掌握急性呼吸道感染的诱发因素及本病的相关知识,避免受凉、过度疲劳,注意保暖;外出时可戴口罩,避免寒冷空气对气管、支气管的刺激。积极预防和治疗上呼吸道感染,症状改变或加重时应及时就诊。

2.生活指导

平时应加强耐寒锻炼,增强体质,提高机体免疫力。有规律生活,避免过度劳累。保持室内空气新鲜、保持阳光充足。少去人群密集的公共场所。戒烟、酒。

五、护理评价

患者舒适度改善;睡眠质量提高;未发生并发症或发生后被及时控制。

第二节　慢性阻塞性肺疾病患者的护理

慢性阻塞性肺疾病(chronic obstructive pulmonary disease,COPD)是一种以不完全可逆性气流受限为特征,呈进行性发展的肺部疾病。COPD 是呼吸系统疾病中的常见病和多发病,由于其患者数多,死亡率高,社会经济负担重,已成为一个重要的公共卫生问题。在世界范围内,COPD 的死亡率居所有死因的第四位。在我国,COPD 同样是严重危害人民群体健康的重要慢性呼吸系统疾病,1992 年对我国北部及中部地区农村 102 230 名成人调查显示,COPD 约占 15 岁以上人群的 3%,近年来对我国 7 个地区 20 245 名成年人进行调查,COPD 的患病率占40 岁以上人群的 8.2%,患病率之高是十分惊人的。

COPD 与慢性支气管炎及肺气肿密切相关。慢性支气管炎(简称慢支)是指气管、支气管黏膜及其周围组织的慢性、非特异性炎症。如患者每年咳嗽、咳痰达 3 个月以上,连续两年或以上,并排除其他已知原因的慢性咳嗽,即可诊断为慢性支气管炎。阻塞性肺气肿(简称肺气肿)是指肺部终末细支气管远端气腔出现异常持久的扩张,并伴有肺泡壁和细支气管的破坏而无明显肺纤维化。当慢性支气管炎和(或)肺气肿患者肺功能检查出现气流受限并且不能完全可逆时,可视为 COPD。如患者只有慢性支气管炎和(或)肺气肿,而无气流受限,则不能视为 COPD,而视为 COPD 的高危期。支气管哮喘也具有气流受限,但支气管哮喘是一种特殊的气道炎症性疾病,其气流受限具有可逆性,它不属于 COPD。

一、护理评估

(一)病因及发病机制

确切的病因不清,可能与下列因素有关。

1.吸烟

吸烟是最危险的因素。国内外的研究均证明吸烟与慢支的发生有密切关系,吸烟者慢性支气管炎的患病率比不吸烟者高 2～8 倍,吸烟时间愈长,量愈大,COPD 患病率愈高。烟草中的多种有害化学成分,可损伤气道上皮细胞使巨噬细胞吞噬功能降低和纤毛运动减退;促使黏液分泌增加,使气道净化能力减弱;促使支气管黏膜充血水肿、黏液积聚,而易引起感染。慢性炎症及吸烟刺激黏膜下感受器,引起支气管平滑肌收缩,气流受限。烟草、烟雾还可使氧自由基增多,诱导中性粒细胞释放蛋白酶,抑制抗蛋白酶系统,使肺弹力纤维受到破坏,诱发肺气肿形成。

2.职业性粉尘和化学物质

职业性粉尘及化学物质,如烟雾、变应原、工业废气及室内污染空气等,浓度过大或接触时间过长,均可导致与吸烟无关的 COPD。

3.空气污染

大气污染中的有害气体(如二氧化硫、二氧化氮、氯气等)可损伤气道黏膜,并有细胞毒作用,使纤毛清除功能下降,黏液分泌增多,为细菌感染创造条件。

4.感染

感染是 COPD 发生发展的重要因素之一。长期、反复感染可破坏气道正常的防御功能,损伤细支气管和肺泡。病毒感染的主要病毒为流感病毒、鼻病毒和呼吸道合胞病毒等;细菌感染以肺炎链球菌、流感嗜血杆菌、卡他莫拉菌及葡萄球菌感染为多见,支原体感染也是重要因素之一。

5.蛋白酶-抗蛋白酶失衡

蛋白酶对组织有损伤和破坏作用;抗蛋白酶对弹性蛋白酶等多种蛋白酶有抑制功能。在正常情况下,弹性蛋白酶与其抑制因子处于平衡状态。其中 α_1-抗胰蛋白酶是活性最强的一种。蛋白酶增多和抗蛋白酶不足均可导致组织结构破坏产生肺气肿。

6.其他

机体内在因素如呼吸道防御功能及免疫功能降低、自主神经功能失调、营养和气温的突变等都可能参与 COPD 的发生、发展。

(二)病理生理

COPD 的病理改变主要为慢性支气管炎和肺气肿的病理改变。COPD 对呼吸功能的影响:早期病变仅局限于细小气道,表现为闭合容积增大;病变侵入大气道时,肺通气功能明显障碍;随着肺气肿的日益加重,大量肺泡周围的毛细血管受膨胀的肺泡挤压而发生着退化,使毛细血管大量减少,肺泡间的血流量减少,导致通气与血流比例失调,发生换气功能障碍。通气和换气功能障碍会引起缺氧和二氧化碳潴留,进而发展为呼吸衰竭。

(三)健康史

询问患者是否存在引起慢支的各种因素如感染、吸烟、大气污染、职业性粉尘和有害气体的长期吸入、过敏等;是否有呼吸道防御功能及免疫功能降低、自主神经功能失调等。

(四)身体状况

1.主要症状

(1)慢性咳嗽:晨间起床时咳嗽明显,白天较轻,睡眠时有阵咳或排痰。随病程发展可终生不愈。

(2)咳痰:一般为白色黏液或浆液性泡沫痰,偶可带血丝,清晨排痰较多。急性发作伴有细菌感染时,痰量增多,可有脓性痰。

(3)气短或呼吸困难:早期仅在体力劳动或上楼等活动时出现,随着病情发展逐渐加重,日常活动甚至休息时也感到气短,是 COPD 的标志性症状。

(4)喘息和胸闷:重度患者或急性加重时出现喘息,甚至静息状态下也感气促。

(5)其他:晚期患者有体重下降、食欲减退等全身症状。

2.护理体检

早期可无异常,随着疾病进展慢性支气管炎患者可闻及干啰音或少量湿啰音。有喘息症状者可在小范围内出现轻度哮鸣音。肺气肿患者早期体征不明显,随着疾病进展出现桶状胸,呼吸活动减弱,触觉语颤减弱或消失;叩诊呈过清音,心浊音界缩小或不易叩出,肺下界和肝浊音界下移,听诊心音遥远,两肺呼吸音普遍减弱,呼气延长,并发感染时,可闻及湿啰音。

3.COPD 严重程度分级

根据第一秒用力呼气容积(forced expiratory volume in one second,FEV$_1$)占用力肺活量(forced vital capacity,FVC)的百分比(FEV$_1$/FVC%)、第一秒用力呼气容积占预计值百分比(FEV$_1$%预计值)和症状对 COPD 的严重程度做出分级。

(1)Ⅰ级:轻度,FEV$_1$/FVC<70%、FEV$_1$≥80%预计值,有或无慢性咳嗽、咳痰症状。

(2)Ⅱ级:中度,FEV$_1$/FVC<70%、50%预计值≤FEV$_1$<80%预计值,有或无慢性咳嗽、咳痰症状。

(3)Ⅲ级:重度,FEV$_1$/FVC<70%、30%预计值≤FEV$_1$<50%预计值,有或无慢性咳嗽、咳痰症状。

(4)Ⅳ级:极重度,FEV$_1$/FVC<70%、FEV$_1$<30%预计值或 FEV$_1$<50%预计值,伴慢性呼吸衰竭。

4.COPD 病程分期

COPD 按病程可分为急性加重期和稳定期,前者指在短期内咳嗽、咳痰、气短和(或)喘息加重、脓痰量增多,可伴发热等症状;后者指咳嗽、咳痰、气短症状稳定或轻微。

5.并发症

COPD 可并发慢性呼吸衰竭、自发性气胸、慢性肺源性心脏病。

(五)实验室及其他检查

1.肺功能检查

肺功能检查是判断气流受限的主要客观指标,对 COPD 诊断、严重程度评价、疾病进展、预后及治疗反应等有重要意义。FEV$_1$/FVC%是评价气流受限的敏感指标。FEV$_1$占预计值百分比是评估 COPD 严重程度的良好指标。当FEV$_1$/FVC<70%及 FEV$_1$<80%预计值者,可确定为不能完全可逆的气流受限。FEV$_1$的逐渐减少大致能提示肺部疾病的严重程度和疾病进展的阶段。

肺气肿呼吸功能检查示残气量增加,残气量占肺总量的百分比增大,最大通气量低于预计值的 80%;第一秒时间肺活量常低于 60%;残气量占肺总量的百分比增大,往往超过 40%;对阻塞性肺气肿的诊断有重要意义。

2.胸部 X 线检查

早期胸片可无变化,可逐渐出现肺纹理增粗、紊乱等非特异性改变,肺气肿的典型X线表现为胸廓前后径增大,肋间隙增宽,肋骨平行,膈低平。两肺透亮度增加,肺血管纹理减少或有肺大泡征象。X线检查对COPD诊断的特异性不高。

3.动脉血气分析

患者的动脉血气分析早期无异常,随病情进展可出现低氧血症、高碳酸血症、酸碱平衡失调等,用于判断呼吸衰竭的类型。

4.其他

COPD合并细菌感染时,血白细胞计数增高,核左移。痰培养可能检出病原菌。

(六)心理-社会评估

本病病程长、反复发作,且病情每况愈下,会给患者带来较重的精神和经济负担,出现焦虑、悲观、沮丧等心理反应,甚至对治疗丧失信心。病情一旦发展到影响工作,会导致患者心理压力增加,生活方式发生改变,甚至因无法工作孤独。

二、主要护理诊断及医护合作性问题

(一)气体交换受损

气体交换受损与气道阻塞、通气不足、呼吸肌疲劳、分泌物过多和肺泡呼吸有关。

(二)清理呼吸道无效

清理呼吸道无效与分泌物增多而黏稠、气道湿度减低和无效咳嗽有关。

(三)低效性呼吸型态

低效性呼吸型态与气道阻塞、膈肌变平及能量不足有关。

(四)活动无耐力

活动无耐力与疲劳、呼吸困难、氧供与氧耗失衡有关。

(五)营养失调

低于机体需要量与食欲降低、摄入减少、腹胀、呼吸困难、痰液增多关。

(六)焦虑

焦虑与健康状况的改变、病情危重、经济状况有关。

三、护理目标

患者痰能咳出,喘息缓解;活动耐力增强;营养得到改善;焦虑减轻。

四、护理措施

(一)一般护理

1.休息和活动

患者应采取舒适的体位,晚期患者宜采取身体前倾位,使辅助呼吸肌参与呼吸。发热、咳喘时应卧床休息,视病情安排适当的活动量,活动以不感到疲劳、不加重症状为宜。室内保持合适的温湿度,冬季注意保暖,避免直接吸入冷空气。

2.饮食护理

呼吸功的增加可使热量和蛋白质消耗增多,导致营养不良。应制订出高热量、高蛋白、高维生素的饮食计划。正餐进食量不足时,应安排少量多餐,避免餐前和进餐时过多饮水。餐后避免平卧,有利于消化。为减少呼吸困难,保存能量,患者饭前至少休息30分钟。每天正餐应安排在患者最饥饿、休息最好的时间。指导患者采用缩唇呼吸和腹式呼吸减轻呼吸困难。为促进食欲,提供给患者舒适的就餐环境和喜爱的食物和饮品,餐前及咳痰后漱口,保持口腔清洁;腹胀的患者应进软食,细嚼慢咽。避免进食产气的食物,如汽水、啤酒、豆类、马铃薯和胡萝卜等;避免易引起便秘的食物,如油煎食物、干果、坚果等。如果患者通过进食不能吸收足够的营养,可应用管喂饮食或全胃肠外营养。

(二)病情观察

观察咳嗽、咳痰的情况,痰液的颜色、量及性状,咳痰是否顺畅;呼吸困难的程度,能否平卧,与活动的关系,有无进行性加重;患者的营养状况、肺部体征及有无慢性呼吸衰竭、自发性气胸、慢性肺源性心脏病等并发症产生。监测动脉血气分析和水、电解质、酸碱平衡情况。

(三)氧疗的护理

呼吸困难伴低氧血症者,遵医嘱给予氧疗。一般采用鼻导管持续低流量吸氧的方式,氧流量为 $1\sim2$ L/min。对于 COPD 慢性呼吸衰竭者提倡进行长期家庭氧疗。长期家庭氧疗为持续低流量吸氧,它能改变疾病的自然病程,改善患者的生活质量。长期家庭氧疗是指一昼夜吸入低浓度氧15小时以上,并持续较长时间,使 $PaO_2 \geqslant 8.0$ kPa(60 mmHg),或 SaO_2 升至 90% 的一种氧疗方法。长期家庭氧疗指征:①$PaO_2 \leqslant 7.3$ kPa(55 mmHg)或 $SaO_2 \leqslant 88\%$,有或没有高碳酸血症。②PaO_2 8.0~7.3 kPa(55~60 mmHg)或 $SaO_2 < 88\%$,并有肺动脉高压、心力衰竭所致的水肿或红细胞增多症(血细胞比容>0.55)。长期家庭氧疗对血流动力学、运动耐力、肺生理和精神状态均会产生有益的影响,从而提高 COPD 患者的生活质量和生存率。

COPD 患者因长期二氧化碳潴留,主要靠缺氧刺激呼吸中枢,如果吸入高浓度的氧,反而会导致呼吸频率和幅度降低,引起二氧化碳潴留;持续低流量吸氧,维持 $PaO_2 \geqslant 8.0$ kPa(60 mmHg),既能改善组织缺氧,也可防止因缺氧状态解除而抑制呼吸中枢。护理人员应密切注意患者吸氧后的变化,如观察患者的意识状态、呼吸的频率及幅度、有无窒息或呼吸停止和动脉血气复查结果。氧疗有效指标:患者呼吸困难减轻、呼吸频率减慢、发绀减轻、心率减慢、活动耐力增加。

(四)用药护理

1.稳定期治疗用药

(1)支气管舒张药:短期应用以缓解症状,长期规律应用预防和减轻症状。常选用 β_2 肾上腺素受体激动剂、抗胆碱药、氨茶碱或其缓(控)释片。

(2)祛痰药:对痰不易咳出者可选用盐酸氨溴索或羧甲司坦。

2.急性加重期的治疗用药

对于急性加重期患者除了使用支气管舒张药及对低氧血症者进行吸氧治疗外,应根据病原菌类型及药物敏感情况合理选用抗生素治疗。如给予 β 内酰胺类/β 内酰胺酶抑制剂;第二代头孢菌素、大环内酯类或喹诺酮类。如出现持续气道阻塞,可使用糖皮质激素。

3.遵医嘱用药

遵医嘱应用抗生素、支气管舒张药、祛痰药,注意观察疗效及不良反应。

(五)呼吸功能锻炼

COPD 患者需要增加呼吸频率来代偿呼吸困难,这种代偿多数是依赖于辅助呼吸肌参与呼吸,即胸式呼吸,而非腹式呼吸。然而胸式呼吸的有效性要低于腹式呼吸,患者容易疲劳。因此,护理人员应指导患者进行缩唇呼气、腹式呼吸、膈肌起搏(体外膈神经电刺激)、吸气阻力器等呼吸锻炼,以加强胸、膈呼吸肌肌力和耐力,改善呼吸功能。

1.缩唇呼吸

缩唇呼吸的技巧是通过缩唇形成的微弱阻力来延长呼气时间,增加气道压力,延缓气道塌陷。缩唇呼吸的步骤为患者闭嘴经鼻吸气,然后通过缩唇(吹口哨样)缓慢呼气,同时收缩腹部。吸气与呼气时间比为 1∶2 或 1∶3。缩唇的大小程度与呼气流量,以能使距口唇 15~20 cm 处,与口唇等高点水平的蜡烛火焰随气流倾斜又不至于熄灭为宜。

2.膈式或腹式呼吸

患者可取立位、平卧位或半卧位,两手分别放于前胸部和上腹部;用鼻缓慢吸气时,膈肌最大程度下降,腹肌松弛,腹部凸出,手感到腹部向上抬起;呼气时用口呼出,腹肌收缩,膈肌松弛,膈肌随腹腔内压增加而上抬,推动肺部气体排出,手感到腹部下降。

另外,可以在腹部放置小枕头、杂志或书锻炼腹式呼吸。如果吸气时,物体上升,证明是腹式呼吸。缩唇呼吸和腹式呼吸每天训练3～4次,每次重复8～10次。腹式呼吸需要增加能量消耗,因此指导患者只能在疾病恢复期,如出院前进行训练。

(六)心理护理

COPD患者因长期患病,社会活动减少,经济收入降低等方面发生的变化,容易形成焦虑和压抑的心理状态,失去自信,躲避生活;也可由于经济原因,无法按医嘱常规使用某些药物,只能在病情加重时应用,容易使患者产生心理负担。医护人员应详细了解患者及其家庭对疾病的态度,关心体贴患者,了解患者心理、性格、生活方式等方面发生的变化,与患者和家属共同制订和实施康复计划,定期进行呼吸肌功能锻炼、合理用药等,减轻症状,增强患者战胜疾病的信心;对表现焦虑的患者,教会其缓解焦虑的方法,如进行听轻音乐、下棋、做游戏等娱乐活动,以分散注意力,减轻焦虑。

(七)健康指导

1.疾病知识指导

使患者了解COPD的相关知识,识别和消除使疾病恶化的因素;戒烟是预防COPD的重要且简单易行的措施,应劝导患者戒烟;避免粉尘和刺激性气体的吸入;避免和呼吸道感染患者接触,在呼吸道传染病流行期间,尽量避免去人群密集的公共场所。指导患者要根据气候变化,及时增减衣物,避免受凉感冒。学会识别感染或病情加重的早期症状,尽早就医。

2.康复锻炼

使患者理解康复锻炼的意义,充分发挥患者进行康复锻炼的主观能动性,制订个体化的锻炼计划,选择空气新鲜、安静的环境,进行步行、慢跑、气功等体育锻炼。在潮湿、大风、严寒气候时,避免室外活动。教会患者和家属依据呼吸困难与活动之间的关系,判断呼吸困难的严重程度,以便合理的安排工作和生活。

3.家庭氧疗

对实施家庭氧疗的患者,护理人员应指导患者和家属做到以下几点。

(1)了解氧疗的目的、必要性及注意事项;注意安全,供氧装置周围严禁烟火,防止氧气燃烧爆炸;吸氧鼻导管需每天更换,以防堵塞,防止感染;氧疗装置定期更换、清洁、消毒。

(2)告诉患者和家属宜采取低流量(氧流量为 1～2 L/min 或氧浓度为 25％～29％)吸氧,且每天吸氧的时间不宜少于 10 小时,因夜间睡眠时,部分患者低氧血症更为明显,故夜间吸氧不宜间断;监测氧流量,防止随意调高氧流量。

4.心理指导

引导患者适应慢性病并以积极的心态对待疾病,培养生活乐趣,如听音乐、培养养花种草等爱好,以分散注意力,减少孤独感,缓解焦虑、紧张的精神状态。

五、护理评价

氧分压和二氧化碳分压维持在正常范围内;能坚持药物治疗;能演示缩唇呼吸和腹式呼吸技术;呼吸困难发作时能采取正确体位,使用节能法;清除过多痰液,保持呼吸道通畅;使用控制咳嗽方法;增加体液摄入;减少症状恶化;根据身高和年龄维持正常体重;减少急诊就诊和入院的次数。

第三节　支气管扩张症患者的护理

支气管扩张症是指直径＞2 mm 的支气管由于管壁的肌肉和弹性组织破坏引起的慢性异常扩张。临床特点为慢性咳嗽、咳大量脓性痰和(或)反复咯血。患者常有童年麻疹、百日咳或支气管肺炎等病史。随着人民生活条件的改善,麻疹、百日咳疫苗的预防接种,以及抗生素的应用,本病发病率已明显降低。

一、病因及发病机制

(一)支气管-肺组织感染和支气管阻塞

支气管-肺组织感染和支气管阻塞是支气管扩张的主要病因。感染和阻塞症状相互影响,促使支气管扩张的发生和发展。其中婴幼儿期支气管-肺组织感染是最常见的病因,如婴幼儿麻疹、百日咳、支气管肺炎等。

由于儿童支气管较细,易阻塞,且管壁薄弱,故反复感染容易破坏支气管壁各层结构,尤其是平滑肌和弹性纤维的破坏削弱了对管壁的支撑作用。支气管炎使支气管黏膜充血、水肿、分泌物阻塞管腔,导致引流不畅而加重感染。支气管内膜结核、肿瘤、异物引起管腔狭窄、阻塞,也是导致支气管扩张的原因之一。由于左下叶支气管细长,且受心脏血管压迫引流不畅,容易发生感染,故支气管扩张左下叶比右下叶多见。肺结核引起的支气管扩张多发生在上叶。

(二)支气管先天性发育缺陷和遗传因素

此类支气管扩张较少见,如巨大气管-支气管症、Kartagener 综合征(支气管扩张、鼻窦炎和内脏转位)、肺囊性纤维化、先天性丙种球蛋白缺乏症等。

(三)全身性疾病

目前已发现类风湿关节炎、克罗恩病、溃疡性结肠炎、系统性红斑狼疮、支气管哮喘等疾病可同时伴有支气管扩张;有些不明原因的支气管扩张患者,其体液免疫和(或)细胞免疫功能有不同程度的异常,提示支气管扩张可能与机体免疫功能失调有关。

二、临床表现

(一)症状

1.慢性咳嗽、大量脓痰

痰量与体位变化有关。晨起或夜间卧床改变体位时,咳嗽加剧、痰量增多。痰量多少可以估计病情的严重程度。感染急性发作时,痰量明显增多,每天可达数百毫升,外观呈黄绿色脓性痰,痰液静置后出现分层的特征:上层为泡沫;中层为脓性黏液;下层为坏死组织沉淀物。合并厌氧菌感染时痰有臭味。

2.反复咯血

50%~70%的患者有程度不等的反复咯血,咯血量与病情严重程度和病变范围不完全一致。大量咯血最主要的危险是窒息,应紧急处理。部分发生于上叶的支气管扩张,引流较好,痰量不多或无痰,以反复咯血为唯一症状,称为"干性支气管扩张"。

3.反复肺部感染

其特点是同一肺段反复发生肺炎并迁延不愈。

4.慢性感染中毒症状

反复感染者可出现发热、乏力、食欲减退、消瘦、贫血等,儿童可影响发育。

(二)体征

早期或干性支气管扩张多无明显体征,病变重或继发感染时在下胸部、背部常可闻及局限性、固定性湿啰音,有时可闻及哮鸣音;部分慢性患者伴有杵状指(趾)。

三、辅助检查

(一)胸部 X 线检查

早期无异常或仅见患侧肺纹理增多、增粗现象。典型表现是轨道征和卷发样阴影,感染时阴影内出现液平面。

(二)胸部计算机体层成像检查

检查有管壁增厚的柱状扩张或成串成簇的囊状改变。

(三)纤维支气管镜检查

纤维支气管镜检查有助于发现患者出血的部位,鉴别腔内异物、肿瘤或其他支气管阻塞原因。

四、诊断要点

根据患者有慢性咳嗽、大量脓痰、反复咯血的典型临床特征,以及肺部闻及固定而局限性的湿啰音,结合儿童时期有诱发支气管扩张的呼吸道病史,一般可作出初步临床诊断。胸部影像学检查和纤维支气管镜检查可进一步明确诊断。

五、治疗要点

治疗原则是保持呼吸道引流通畅,控制感染,处理咯血,必要时手术治疗。

(一)保持呼吸道通畅

1.药物治疗

祛痰药及支气管舒张药具有稀释痰液、促进排痰作用。

2.体位引流

体位引流对痰多且黏稠者作用尤其重要。

3.经纤维支气管镜吸痰

若体位引流排痰效果不理想,可经纤维支气管镜吸痰及生理盐水冲洗痰液,也可局部注入抗生素。

(二)控制感染

控制感染是支气管扩张急性感染期的主要治疗措施。应根据症状、体征、痰液性状,必要时参考细菌培养及药物敏感试验结果选用抗菌药物。

(三)手术治疗

对于反复呼吸道急性感染或大咯血,病变局限在一叶或一侧肺组织,经药物治疗无效,全身状况良好的患者,可考虑手术切除病变肺段或肺叶。

六、常用护理诊断

(一)清理呼吸道无效

咳嗽、大量脓痰、肺部湿啰音与痰液黏稠和无效咳嗽有关。

(二)有窒息的危险

有窒息的危险与痰多、痰液黏稠或大咯血造成气道阻塞有关。

(三)营养失调

乏力、消瘦、贫血、发育迟缓与反复感染导致机体消耗增加,以及患者食欲缺乏、营养物质摄入不足有关。

(四)恐惧

精神紧张、面色苍白、出冷汗与突然或反复大咯血有关。

七、护理措施

(一)一般护理

1.休息与环境

急性感染或咯血时应卧床休息,大咯血患者需绝对卧床,取患侧卧位。病室内保持空气流通,维持适宜的温度、相对湿度,注意保暖。

2.饮食护理

提供高热量、高蛋白、高维生素饮食,发热患者给予高热量流质或半流质饮食,避免冰冷、油腻、辛辣食物诱发咳嗽。鼓励患者多饮水,每天 1 500 mL 以上,以稀释痰液。指导患者在咳痰后及进食前后用清水或漱口液漱口,保持口腔清洁,促进食欲。

(二)病情观察

观察痰液量、颜色、性质、气味和与体位的关系,记录 24 小时痰液排出量;定期测量生命体征,记录咯血量,观察咯血的颜色、性质及量;病情严重者需观察有无窒息前症状,发现窒息先兆,立即向医师汇报并配合处理。

(三)对症护理

1.促进排痰

(1)指导有效咳嗽和正确的排痰方法。

(2)采取体位引流者需依据病变部位选择引流体位,使病肺居上,引流支气管开口向下,利于痰液流出。一般于饭前1小时进行。引流时可配合胸部叩击,提高引流效果。

(3)必要时遵医嘱选用祛痰剂或 β_2 受体激动剂喷雾吸入,扩张支气管,促进排痰。

2.预防窒息

(1)痰液排出困难者,鼓励多饮水或雾化吸入,协助患者翻身、拍背或体位引流,以促进痰液排出,减少窒息发生的危险。

(2)密切观察患者的表情、神志、生命体征,观察并记录痰液的颜色、量与性质,及时发现和判断患者有无发生窒息的可能。如患者突然出现烦躁不安、神志不清,面色苍白或发绀、出冷汗、呼吸急促、咽喉部明显的痰鸣音,应警惕窒息的发生,并及时通知医师。

(3)对于意识障碍、年老体弱、咳嗽咳痰无力、咽喉部明显的痰鸣音、神志不清、突然大量呕吐物涌出等高危患者,立即做好抢救准备,如迅速备好吸引器、气管插管或气管切开等用物,积极配合抢救工作。

(四)心理护理

病程较长,咳嗽、咳痰、咯血反复发作或逐渐加重时,患者易产生焦虑、沮丧情绪。护士应多与其交谈,讲明支气管扩张反复发作的原因及治疗进展,帮助患者树立战胜疾病的信心,缓解其焦虑不安的情绪。患者咯血时医护人员应陪伴、安慰患者,帮助稳定情绪,避免因情绪波动加重出血。

(五)健康教育

1.疾病知识指导

帮助患者及家属了解疾病发生、发展与治疗、护理过程。与其共同制订长期防治计划。宣传防治百日咳、麻疹、支气管肺炎、肺结核等呼吸道感染的重要性;及时治疗上呼吸道慢性病灶;避免受凉,预防感冒;戒烟、减少刺激性气体吸入,防止病情恶化。

2.生活指导

讲明加强营养对机体康复的作用,使患者能主动摄取必需的营养素,以增强机体抗病能力。鼓励患者参加体育锻炼,养成良好的生活习惯,劳逸结合,以维护心、肺功能状态。

3.用药指导

向患者介绍常用药物的用法和注意事项,观察疗效及不良反应。指导患者及家属学习和掌握有效咳嗽、胸部叩击、雾化吸入和体位引流的方法,以利于长期坚持,控制病情的发展;了解抗生素的作用、用法和不良反应。

4.自我监测指导

定期复查。嘱患者按医嘱服药,教患者学会观察药物的不良反应。教患者学会识别病情变化的征象,观察痰液量、颜色、性质、气味和与体位的关系,并记录 24 小时痰液排出量。如有咯血、窒息先兆,立即前往医院就诊。

第四节　支气管哮喘患者的护理

支气管哮喘是一种慢性气管炎症性疾病,其支气管壁存在以肥大细胞、嗜酸性粒细胞和 T 淋巴细胞为主的炎性细胞浸润,可经治疗缓解或自然缓解。本病多发于青少年,儿童多于成人,城市多于农村。近年的流行病学显示,哮喘的发病率或病死率均有所增加,我国哮喘发病率为 1‰～2‰。支气管哮喘的病因较为复杂,大多在遗传因素的基础上,受到体内外多种因素激发而发病,并反复发作。

一、临床表现

(一)症状和体征

典型的支气管哮喘发作前多有鼻痒、打喷嚏、流涕、咳嗽、胸闷等先兆症状,进而出现呼气性的呼吸困难伴喘鸣,患者被迫呈端坐呼吸,咳嗽、咳痰。发作持续几十分钟至数小时后自行或经治疗缓解。此为速发性哮喘反应。迟发性哮喘反应时,患者气管呈持续高反应性状态,上述表现更为明显,较难控制。

少数患者可出现哮喘重度或危重度发作,表现为重度呼气性呼吸困难、焦虑、烦躁、端坐呼吸、大汗淋漓、嗜睡或意识模糊,经应用一般支气管扩张药物不能缓解。此类患者不及时救治,可危及生命。

(二)辅助检查

1.血液检查

嗜酸性粒细胞、血清总免疫球蛋白E及特异性免疫球蛋白E均可增高。

2.胸部 X 线检查

哮喘发作期由于肺脏充气过度,肺部透亮度增高,合并感染时可见肺纹理增多及炎症阴影。

3.肺功能检查

哮喘发作期有关呼气流速的各项指标,如 FEV_1、最大呼气流速峰值等均降低。

二、治疗原则

本病的防治原则是祛除病因,控制发作和预防发作。控制发作应根据患者发作的轻重程度,抓住解痉、抗炎两个主要环节,迅速控制症状。

(一)解痉

哮喘轻、中度发作时,常用氨茶碱稀释后静脉注射或加入液体中静脉滴注。根据病情吸入或口服 β_2 受体激动剂。常用的 β_2 受体激动剂气雾吸入剂有特布他林、喘乐宁、沙丁胺醇等。

哮喘重度发作时,应及早静脉给予足量氨茶碱及琥珀酸氢化可的松或甲泼尼龙琥珀酸钠,待病情得到控制后再逐渐减量,改为口服泼尼松龙,或根据病情吸入糖皮质激素,应注意不宜骤然停药,以免复发。

(二)抗感染

肺部感染的患者,应根据细菌培养及药敏结果选择应用有效抗生素。

(三)稳定内环境

及时纠正水、电解质及酸碱失衡。

(四)保证气管通畅

痰多而黏稠不易咳出或有严重缺氧及二氧化碳潴留者,应及时行气管插管吸出痰液,必要时行机械通气。

三、护理

(一)一般护理

(1)将患者安置在清洁、安静、空气新鲜、阳光充足的房间,避免接触变应原,如花粉、皮毛、油烟等。护理操作时防止灰尘飞扬。喷洒灭蚊蝇剂或某些消毒剂时要转移患者。

(2)患者哮喘发作呼吸困难时应给予适宜的靠背架或过床桌,让患者伏桌而坐,以帮助呼吸,减少疲劳。

(3)给予营养丰富的易消化的饮食,多食蔬菜、水果,多饮水。同时注意保持大便通畅,减少因用力排便所致的疲劳。严禁食用与患者发病有关的食物,如鱼、虾、蟹等,并协助患者寻找变应原。

(4)危重期患者应保持皮肤清洁干燥,定时翻身,防止褥疮发生。因大剂量使用糖皮质激素,应做好口腔护理,防止发生口腔炎。

(5)患者哮喘重度发作时,由于会大汗淋漓、呼吸困难甚至有窒息感,所以患者极度紧张、烦躁、疲倦。要耐心安慰患者,及时满足患者需求,缓解其紧张情绪。

(二)观察要点

1.观察哮喘发作先兆

如患者主诉有鼻、咽、眼部发痒及咳嗽、流鼻涕等黏膜过敏症状时,应及时报告医师采取措施,减轻发作症状,尽快控制病情。

2.观察药物毒副作用

氨茶碱 0.25 g 加入 25%～50%葡萄糖注射液 20 mL 中静脉推注,时间至少要在 5 分钟以上,因浓度过高或推注过快可使心肌过度兴奋而产生心悸、惊厥、血压骤降等严重反应。使用时要现配现用,静脉滴注时,不宜和维生素 C、促皮质激素、去甲肾上腺素、四环素类等配伍。糖皮质激素类药物久用可引起钠潴留、血钾降低、消化道溃疡病、高血压、糖尿病、骨质疏松、停药反跳等,须加强观察。

3.根据患者缺氧情况调整氧流量

氧流量一般为 3～5 L/min。保持气体充分湿化,氧气湿化瓶每天更换、消毒,防止医源性感染。

4.观察痰液黏稠度

哮喘发作患者由于过度通气,出汗过多,因而身体丢失水分增多,致使痰液黏稠形成痰栓,阻塞小支气管,导致呼吸不畅,感染难以控制。应通过静脉补液和饮水补足水分和电解质。

5.严密观察有无并发症

如自发性气胸、肺不张、脱水、酸碱失衡、电解质紊乱、呼吸衰竭、肺性脑病等并发症。监测动脉血气、生化指标,如发现异常需及时对症处理。

6.注意呼吸频率、深浅幅度和节律

重度发作患者喘鸣音减弱乃至消失,呼吸变浅,神志改变,常提示病情危急,应及时处理。

(三)家庭护理

1.增强体质,积极防治感染

平时注意增加营养,根据病情做适量体力活动,如散步、做简易操、打太极拳等,以提高机体免疫力。当感染发生时应及时就诊。

2.注意防寒避暑

寒冷可引起支气管痉挛,分泌物增加,同时感冒易致支气管及肺部感染。因此,冬季应适当提高居室温度,秋季进行耐寒锻炼防止感冒,夏季避免大汗,防止痰液过稠不易咳出。

3.尽量避免接触变应原

患者应戒烟,尽量避免到人员众多、空气污浊的公共场所。保持居室空气清新,室内可安装空气净化器。

4.防止呼吸肌疲劳

坚持进行呼吸锻炼。

5.稳定情绪

一旦哮喘发作,应控制情绪,保持镇静,及时吸入支气管扩张气雾剂。

6.家庭氧疗

家庭氧疗又称缓解期氧疗,对于患者的病情控制,存活期的延长和生活质量的提高有着重要意义。家庭氧疗时应注意氧流量的调节,严禁烟火,防止火灾。

7.缓解期处理

哮喘缓解期的防治非常重要,对于防止哮喘发作及恶化,维持正常肺功能,提高生活质量,保持正常活动量等均具有重要意义。哮喘缓解期患者,应坚持吸入糖皮质激素,可有效控制哮喘发作,吸入色甘酸钠和口服酮替酚亦有一定的预防哮喘发作的作用。

第八章

消化内科常见疾病患者的护理

第一节　反流性食管炎患者的护理

反流性食管炎是指胃十二指肠内容物反流入食管所引起的食管黏膜炎症、糜烂、溃疡和纤维化等病变,甚至引起咽喉、气道等食管以外的组织损害。其发病男性多于女性,男女比例为(2～3)∶1,发病率为1.92%。随着年龄的增长,食管下段括约肌收缩力下降,胃十二指肠内容物自发性反流,而使老年人反流性食管炎的发病率有所增加。

一、病因与发病机制

(一)抗反流屏障削弱

食管下括约肌是指食管末端3～4 cm长的环形肌束。正常人静息时压力为1.3～4.0 kPa(10～30 mmHg),为一高压带,防止胃内容物反流入食管。由于年龄的增长,机体老化导致食管下括约肌的收缩力下降引起食物反流。一过性食管下括约肌松弛也是反流性食管炎的主要发病机制。

(二)食管清除作用减弱

正常情况下,一旦发生食物的反流,大部分反流物通过1～2次食管自发和继发性的蠕动性收缩将食管内容物排入胃内,即容量清除,剩余的部分则由唾液缓慢地中和。老年人食管蠕动缓慢和唾液产生减少,影响了食管的清除作用。

(三)食管黏膜屏障作用下降

反流物进入食管后,可以凭借食管上皮表面黏液、不移动水层和表面HCO_3^-、复层鳞状上皮等构成的上皮屏障,以及黏膜下丰富的血液供应构成的后上皮屏障,发挥其抗反流物对食管黏膜损伤的作用。随着机体老化,食管黏膜逐渐萎缩,黏膜屏障作用下降。

二、护理评估

(一)健康史

询问患者的饮食结构及习惯、有无长期服用药物史。

(二)身体评估

1.反流症状

反酸、反食、反胃(指胃内容物在无恶心和不用力的情况下涌入口腔)、嗳气等,多在餐后明显或加重,平卧或躯体前屈时易出现。

2.反流物引起的刺激症状

胸骨后或剑突下烧灼感、胸痛、吞咽困难等。常由胸骨下段向上伸延,常在餐后 1 小时出现,平卧、弯腰或腹压增高时可加重。反流物刺激食管痉挛导致胸痛,常发生在胸骨后或剑突下。严重时可为剧烈刺痛,可放射到后背、胸部、肩部、颈部、耳后,有的酷似心绞痛的特点。

3.其他症状

咽部不适,有异物感、棉团感或堵塞感,可能与酸反流引起食管上段括约肌压力升高有关。

4.并发症

(1)上消化道出血:因食管黏膜炎症、糜烂及溃疡可以导致上消化道出血。

(2)食管狭窄:食管炎反复发作致使纤维组织增生,最终导致瘢痕性狭窄。

(3)Barrett 食管:在食管黏膜的修复过程中,食管-贲门交界处 2 cm 以上的食管鳞状上皮被特殊的柱状上皮取代,称之为 Barrett 食管。Barrett 食管发生溃疡时,又称 Baretr 溃疡。Barrett 食管是食管癌的主要癌前病变,其腺癌的发生率较正常人高 30~50 倍。

(三)辅助检查

1.内镜检查

内镜检查是反流性食管炎最准确、最可靠的诊断方法,能判断其严重程度和有无并发症,结合活检可与其他疾病相鉴别。

2.24 小时食管 pH 监测

应用便携式 pH 记录仪在生理状态下对患者进行 24 小时食管 pH 连续监测,可提供食管是否存在过度酸反流的客观依据。在进行该项检查前 3 天,应停用抑酸药与促胃肠动力的药物。

3.食管吞钡 X 线检查

对不愿意接受或不能耐受内镜检查者行该检查。严重患者可发现阳性 X 线征。

(四)心理-社会状况

反流性食管炎长期持续存在,病情反复、病程迁延,因此患者会出现食欲减退,体重下降,心情烦躁、焦虑;合并消化道出血时会使患者紧张、恐惧。应注意评估患者的情绪状态及对本病的认知程度。

三、常见护理诊断及问题

(一)疼痛

胸痛与胃食管黏膜炎性病变有关。

(二)营养失调

低于机体需要量与害怕进食、消化吸收不良等有关。

(三)有体液不足的危险

有体液不足的危险与合并消化道出血引起活动性体液丢失、呕吐及液体摄入量不足有关。

(四)焦虑

焦虑与病情反复、病程迁延有关。

(五)知识缺乏

缺乏对反流性食管炎病因和预防知识的了解。

四、诊断要点与治疗原则

(一)诊断要点

临床上有明显的反流症状,内镜下有反流性食管炎的表现,食管过度酸反流的客观依据即可做出诊断。

(二)治疗原则

治疗原则以药物治疗为主,对药物治疗无效或发生并发症者可做手术治疗。

1.药物治疗

目前多主张采用递减法,即开始使用质子泵抑制剂加促胃肠动力药,迅速控制症状,待症状控制后再减量维持。

(1)促胃肠动力药:目前常用的药物是西沙必利,每次 5~15 mg,每天 3~4 次,疗程为 8~12 周。

(2)抑酸药。①H_2受体拮抗剂:西咪替丁 400 mg、雷尼替丁 150 mg、法莫替丁 20 mg,每天 2 次,疗程为 8~12 周。②质子泵抑制剂:奥美拉唑 20 mg、兰索拉唑 30 mg、泮托拉唑 40 mg、雷贝拉唑 10 mg 或埃索美拉唑 20 mg,每天 1 次,疗程为 4~8 周。③抗酸药:仅用于症状轻、间歇发作的患者作为临时缓解症状用。反流性食管炎有并发症或停药后很快复发者,需要长期维持治疗。H_2受体拮抗剂、西沙必利、质子泵抑制剂均可用于维持治疗,其中以质子泵抑制剂效果最好。维持治疗的剂量因患者而异,以调整至患者无症状的最低剂量为合适剂量。

2.手术治疗

手术为不同术式的胃底折叠术。手术指征为:①严格内科治疗无效。②虽经内科治疗有效,但患者不能忍受长期服药。③经反复扩张治疗后仍反复发作的食管狭窄。④确认由反流性食管炎引起的严重呼吸道疾病。

3.并发症的治疗

(1)食管狭窄:大部分狭窄可行内镜下食管扩张术治疗。扩张后予以长程质子泵抑制剂维持治疗可防止狭窄复发。少数严重瘢痕性狭窄需行手术切除。

(2)Barrett 食管:药物治疗是预防 Barrett 食管发生和发展的重要措施,必须使用质子泵抑制剂治疗及长期维持。

五、护理措施

(一)一般护理

为减少平卧时夜间反流可将床头抬高 15~20 cm。避免睡前 2 小时内进食,白天进餐后亦不宜立即卧床。应避免食用使食管下括约肌压力降低的食物和药物,如高脂肪、巧克力、咖啡、浓茶及硝酸甘油、钙通道阻滞剂等。应戒烟及禁酒。减少一切影响腹压增高的因素,如肥胖、便秘、紧束腰带等。

(二)用药护理

遵医嘱给予药物治疗,注意观察药物的疗效及不良反应。

1.H_2受体拮抗剂

药物应在餐中或餐后即刻服用,若需同时服用抗酸药,则两药应间隔 1 小时以上。若经静脉给药应注意控制速度,过快可引起低血压和心律失常。西咪替丁对雄激素受体有亲和力,可导致男性乳腺发育、阳痿及性功能紊乱,应做好解释工作。该药物主要通过肾脏排泄,用药期间应监测肾功能。

2.质子泵抑制剂

奥美拉唑可引起头晕,应嘱患者用药期间避免开车或做其他必须高度集中注意力的工作。兰索拉唑的不良反应包括荨麻疹、皮疹、瘙痒、头痛、口苦、肝功能异常等,轻度不良反应不影响继续用药,较严重时应及时停药。泮托拉唑的不良反应较少,偶可引起头痛和腹泻。

3.抗酸药

该药在饭后 1 小时和睡前服用。服用片剂时应嚼服,乳剂给药前应充分摇匀。抗酸剂应避免与奶制品、酸性饮料及食物同时服用。

(三)饮食护理

(1)指导患者有规律地定时进餐,饮食不宜过饱,选择营养丰富、易消化的食物。避免摄入过咸、过甜、过辣的刺激性食物。

(2)制订饮食计划:与患者共同制订饮食计划,指导患者及家属改进烹饪技巧,增加食物的色、香、味,刺激患者食欲。

(3)观察并记录患者每天进餐次数、量、种类,以了解其摄入营养素的情况。

六、健康指导

(一)疾病知识的指导

向患者及家属介绍本病的有关病因,避免诱发因素。保持良好的心理状态,平时生活要有规律,合理安排工作和休息时间,注意劳逸结合,积极配合治疗。

(二)饮食指导

指导患者加强饮食卫生和饮食营养,养成有规律的饮食习惯;避免过冷、过热、辛辣等刺激性食物及浓茶、咖啡等饮料;嗜酒者应戒酒。

(三)用药指导

根据病因及病情进行指导,嘱患者长期维持治疗,介绍药物的不良反应,如有异常及时复诊。

第二节 胃炎患者的护理

胃炎指的是任何病因引起的胃黏膜炎症,常伴有上皮损伤和细胞再生。胃黏膜对损害的反应涉及上皮损伤、黏膜炎症和上皮细胞再生等过程。胃炎是最常见的消化道疾病之一。按临床发病的缓急和病程的长短,一般将胃炎分为急性胃炎和慢性胃炎。

一、急性胃炎

急性胃炎是由多种病因引起的急性胃黏膜炎症。临床上急性发病,常表现为上腹部症状。内镜检查可见胃黏膜充血、水肿、出血、糜烂(可伴有浅表溃疡)等一过性病变。病理组织学特征为胃黏膜固有层见到以中性粒细胞为主的炎症细胞浸润。

急性胃炎主要包括:①急性幽门螺杆菌感染引起的急性胃炎。但临床上很难诊断幽门螺杆菌感染引起的急性胃炎,因为一过性的上腹部症状多不为患者注意,亦极少需要胃镜检查,加之可能多数患者症状很轻或无症状。感染幽门螺杆菌后,如不予治疗,幽门螺杆菌感染可长期存在并发展为慢性胃炎。②除幽门螺杆菌之外的病原体感染及(或)其毒素对胃黏膜损害引起的急性胃炎。进食被微生物及(或)其毒素污染的不洁食物所引起的急性胃肠炎,以肠道炎症为主。由于胃酸的强力抑菌作用,除幽门螺杆菌之外的细菌很难在胃内存活而感染胃黏膜,因此一般人很少患除幽门螺杆菌之外的感染性胃炎。但当机体免疫力下降时,可发生各种细菌、真菌、病毒所引起的急性感染性胃炎。③急性糜烂出血性胃炎。本病是由各种病因引起的、以胃黏膜多发性糜烂为特征的急性胃黏膜病变,常伴有胃黏膜出血,可伴有一过性浅溃疡形成。因为本病胃黏膜炎症很轻或缺如,因此严格来说应称为急性糜烂出血性胃病。急性糜烂出血性胃炎临床常见,需要积极治疗,在此予以重点讨论。

(一)病因及发病机制

引起急性糜烂出血性胃炎的常见病因如下。

1.药物

常见的有非甾体抗炎药(non-steroidal anti-inflammator ydrug,NSAID)如阿司匹林、吲哚美辛等,某些抗肿瘤药如氟尿嘧啶、口服氯化钾或铁剂等。这些药物直接损伤胃黏膜上皮层。其中,NSAID 还通过抑制环氧合酶的作用而抑制胃黏膜生理性前列腺素的产生,削弱胃黏膜的屏障功能;氟尿嘧啶对快速分裂的细胞如胃肠道黏膜细胞产生明显的细胞毒作用。

2.急性应激

严重创伤、大手术、大面积烧伤、颅内病变、败血症及其他严重脏器病变或多器官功能衰竭等均可引起胃黏膜糜烂、出血,严重者发生急性溃疡并大量出血,如烧伤所致者称 Curling 溃疡、中枢神经系统病变所致者称库欣综合征溃疡。一般认为急性应激引起急性糜烂出血性胃炎的机制是应激状态下胃黏膜微循环不能正常运行而造成黏膜缺血、缺氧,由此可导致胃黏膜黏液和碳酸氢盐分泌不足、局部前列腺素合成不足、上皮再生能力减弱等改变,使胃黏膜屏障受损。

3.乙醇

乙醇具有亲脂性和溶脂能力,因而高浓度乙醇可直接破坏胃黏膜屏障。黏膜屏障的正常保护功能是维持胃腔与胃黏膜内氢离子高梯度状态的重要保证。当上述因素导致胃黏膜屏障破坏,则胃腔内氢离子便会反弥散进入胃黏膜内,从而进一步加重胃黏膜的损害,最终导致胃黏膜糜烂和出血。上述各种因素也可能导致十二指肠液反流入胃腔,其中的胆汁和各种胰酶,参与了胃黏膜屏障的破坏。

(二)临床表现

1.症状

本病大多无症状,一部分仅有上腹不适、腹胀、食欲减退等症状;一部分表现为突发的呕血和(或)黑便,是上消化道出血的常见病因之一。上消化道出血中 10%～25% 由急性糜烂出血性胃炎引起。

2.体征

急性糜烂出血性胃炎可有上腹部不同程度的压痛。大量出血可引起休克、贫血。

(三)护理

1.护理目标

患者病因祛除,无腹痛、消化道出血。

2.护理措施

(1)一般护理。①休息与活动:患者应注意休息,减少活动,对于急性应激造成者应卧床休息。同时应做好患者的心理疏导,解除其精神紧张。②合理饮食:

进食应定时、有规律,一般进少渣、温凉半流质饮食。如有少量出血可给牛奶、米汤等流质以中和胃酸,有利于胃黏膜的修复。急性大出血或呕吐频繁时应禁食。

(2)治疗用药护理:指导正确使用阿司匹林、吲哚美辛等对胃黏膜有刺激的药物,必要时应用制酸剂、胃黏膜保护剂预防疾病的发生。大出血时立即建立静脉通道,配合医师迅速、准确地实施输血、输液、各种止血治疗及用药等抢救措施,并观察治疗效果及不良反应。输液开始宜快,必要时测定中心静脉压作为调整输液量和速度的依据。避免因输液和输血过多、过快而引起急性肺水肿,尤其应注意老年患者和心肺功能不全者。

(3)病情观察:观察患者呕血及黑便大致数量,血压、脉搏、血红蛋白变化情况。观察原发病及其他病因的转归情况。

(4)心理护理:安慰解释,使患者消除焦虑和恐惧,积极配合治疗。

(5)健康指导:向患者及家属介绍急性胃炎的有关知识、预防方法和自我护理措施。避免使用对胃黏膜有刺激的药物,必须使用时应同时服用制酸剂;嗜酒者应戒酒;对于急性应激状态患者,要注意保护胃黏膜治疗;注意饮食卫生,生活要有规律,保持轻松愉快的心情。

3.护理评价

患者无腹痛及呕血黑便;能戒除烟酒,饮食规律;能够了解急性应激及药物原因所致急性胃炎防治知识。

二、慢性胃炎

慢性胃炎是由各种病因引起的胃黏膜慢性炎症。按照国际上新悉尼系统的分类方法,将慢性胃炎分为浅表性(又称非萎缩性)、萎缩性和特殊类型三大类。慢性浅表性胃炎是指不伴有胃黏膜萎缩性改变、胃黏膜层见以淋巴细胞和浆细胞为主的慢性炎性细胞浸润的慢性胃炎,幽门螺杆菌感染是此类慢性胃炎的主要病因;慢性萎缩性胃炎是指胃黏膜已发生了萎缩性改变的慢性胃炎,常伴有肠上皮化生,慢性萎缩性胃炎又可再分为多灶萎缩性胃炎和自身免疫性胃炎两大类;特殊类型胃炎种类很多,由不同病因所致,临床上较少见,如感染性胃炎、化学性胃炎等。

慢性胃炎是一种常见病,其发病率在各种胃病中居首位。男性稍多于女性。随年龄增长发病率逐渐增高。自身免疫性胃炎在我国仅有少数个案报道。由幽门螺杆菌引起的慢性胃炎呈世界范围分布,我国属于幽门螺杆菌高感染率国家,估计人群中幽门螺杆菌的感染率达40%~70%。幽门螺杆菌感染可几乎无例外地引起胃黏膜炎症,且感染后机体一般难以将其清除而变成慢性感染。

(一)病因与发病机制

1.幽门螺杆菌感染

目前认为幽门螺杆菌感染是慢性浅表性胃炎最主要的病因,其机制如下。

(1)幽门螺杆菌具有鞭毛结构,可在胃内黏液层中自由活动,并依靠其黏附素与胃黏膜上皮细胞紧密接触,直接侵袭胃黏膜。

(2)幽门螺杆菌所分泌的尿素酶能分解尿素产生 NH_3,中和胃酸,既形成了有利于幽门螺杆菌定居和繁殖的中性环境,又损伤了上皮细胞膜。

(3)幽门螺杆菌能产生细胞毒素使上皮细胞空泡变性,造成黏膜损害和炎症。

(4)幽门螺杆菌的菌体胞壁还可作为抗原诱导自身免疫反应。

2.饮食和环境因素

流行病学资料显示,饮食中高盐和缺乏新鲜蔬菜、水果与慢性胃炎的发生密切相关。幽门螺杆菌感染增加了胃黏膜对环境因素损害的易感性。

3.自身免疫

自身免疫性胃炎以富含壁细胞的胃体黏膜萎缩为主。壁细胞损伤后能作为自身抗原刺激机体的免疫系统产生相应的壁细胞抗体和内因子抗体,破坏壁细胞,使胃酸分泌减少乃至缺失,还可影响维生素 B_{12} 吸收,导致恶性贫血。

4.物理及化学因素

长期饮浓茶、烈酒、咖啡,食用过热、过冷、过于粗糙的食物,可损伤胃黏膜;服用大量非甾体抗炎药可破坏黏膜屏障;各种原因引起的十二指肠液反流,其中的胆汁和胰液等会削弱胃黏膜的屏障功能,使其易受胃酸-胃蛋白酶的损害。

(二)临床表现

1.症状

慢性胃炎大多无症状,部分有上腹痛或不适、食欲缺乏、饱胀、嗳气、反酸、恶心和呕吐等消化不良的表现。少数可有少量上消化道出血。一些患者可出现明显畏食、贫血和体重减轻,见于自身免疫性胃炎。

2.体征

慢性胃炎可有上腹部轻压痛。

(三)护理

1.护理目标

病因祛除,无腹痛,营养状况改善,焦虑减轻。

2.护理措施

(1)一般护理。①休息与活动:伴有贫血时适当休息,平时进行适当的锻炼,以增强机体抗病力。②合理饮食:以进食高营养、易消化的食物和丰富的新鲜蔬菜水果为饮食原则。避免摄入过咸、过甜、过辣的刺激性食物。避免长期饮浓茶、烈酒、咖啡,避免食用过热、过冷、过于粗糙的食物。

(2)用药护理:遵医嘱给患者以清除幽门螺杆菌感染治疗时,注意观察药物的疗效及不良反应。枸橼酸铋钾为常用制剂,因其在酸性环境中方起作用,故宜餐前30分钟服用。服枸橼酸铋钾过程中可使齿、舌变黑,因此可用吸管直接吸入。部分患者服药后会出现便秘和粪便变黑,停药后可自行消失。少数患者有恶心、一过性血清转氨酶升高等症状,极少数患者出现急性肾衰竭。服用阿莫西林前应询问患者有无青霉素过敏史,应用过程中注意有无迟发性变态反应的出现,如皮疹。甲硝唑可引起恶心、呕吐等胃肠道反应,应在餐后30分钟服用,并可遵医嘱用甲氧氯普胺、维生素 B_{12} 等拮抗。

(3)心理护理:及时了解患者心理,耐心解释患者疑虑,尤其有异型增生的患者,常因担心恶变而恐惧。护理人员应主动安慰患者,说明本病经过正规治疗是可以逆转的。对于异型增生患者,经严密随访,即使有恶变,及时手术也可获得满意的疗效,应使患者乐观、积极配合治疗消除焦虑、恐惧心理。

(4)健康指导:①向患者及家属介绍本病的有关病因,指导健康的饮食习惯。②介绍根除幽门螺杆菌治疗的意义和适应证。指导药物治疗注意事项,如避免使用对胃黏膜有刺激的药物,必须使用时应同时服用制酸剂或胃黏膜保护剂;介绍药物的不良反应,如有异常及时复诊,定期门诊复查。③对于胃黏膜异型增生的患者,嘱其定期随访。

3.护理评价

经过治疗和护理患者不适减轻;了解相关知识;及时发现和处理并发症。

第三节　消化性溃疡患者的护理

消化性溃疡主要指发生在胃和十二指肠的慢性溃疡,即胃溃疡(gastric ulcer,GU)和十二指肠溃疡(duodenal ulcer,DU)。溃疡的黏膜缺损超过黏膜肌层,不同于糜烂。本病中年最为常见,DU多见于青壮年,而GU多见于中老年,后者发病高峰比前者约迟10年。男性患病比女性较多。临床上DU比GU多见,两者之比为(2～3)：1,但有地区差异,在胃癌高发区GU所占的比例有所提高。

一、病因及发病机制

在正常生理情况下,胃十二指肠黏膜经常接触有强侵蚀力的胃酸和在酸性环境下被激活,能水解蛋白质的胃蛋白酶,此外,还经常受摄入的各种有害物质的侵袭,但却能抵御这些侵袭因素的损害,维持黏膜的完整性,这是因为胃十二指肠黏膜具有一系列防御和修复机制。目前认为,胃十二指肠黏膜的这一完善而有效的防御和修复机制,足以抵抗胃酸/胃蛋白酶的侵蚀。一般而言,只有当某些因素损害了这一机制才可能发生胃酸/胃蛋白酶侵蚀黏膜而导致溃疡形成。

(一)幽门螺杆菌

幽门螺杆菌为消化性溃疡的重要病因。幽门螺杆菌可造成胃十二指肠黏膜的上皮细胞受损和强烈的炎症反应,损害了局部黏膜的防御-修复机制。

(二)NSAID

NSAID是引起消化性溃疡的另一个常见病因。大量研究资料显示,在长期服用NSAID患者中10％～25％可发现Gu或Du,有1％～4％的患者发生出血、穿孔等溃疡并发症。NSAID引起的溃疡以GU较DU多见。溃疡形成及其并发症发生的危险性除与服用NSAID种类、剂量、疗程有关外,也与高龄、同时服用抗凝血药、糖皮质激素等因素有关。NSAID通过削弱黏膜的防御和修复功能而导致消化性溃疡发病。NSAID和幽门螺杆菌是引起消化性溃疡发病的两个独立因素。

(三)胃酸

消化性溃疡的最终形成是由于胃酸/胃蛋白酶对黏膜自身消化所致。因胃蛋白酶活性是 pH 依赖性的,在 pH>4 时便失去活性,因此在探讨消化性溃疡发病机制时主要考虑胃酸是溃疡形成的直接原因。胃酸的这一损害作用一般只有在正常黏膜防御和修复功能遭受破坏时才能发生。

(四)其他

1.吸烟

吸烟者消化性溃疡发生率比不吸烟者高,吸烟能影响溃疡愈合和促进溃疡复发。

2.遗传

消化性溃疡的家族史可能是幽门螺杆菌感染的"家庭聚集"现象;O 型血胃上皮细胞表面表达更多黏附受体而有利于幽门螺杆菌定植。遗传因素的作用尚有待进一步研究。

3.急性应激可引起应激性溃疡

长期精神紧张、过劳,易使溃疡发作或加重,情绪应激可能主要起诱因作用。

4.胃十二指肠运动异常

研究发现部分 DU 患者胃排空增快,可使十二指肠球部酸负荷增大;部分 GU 患者有胃排空延迟,可增加十二指肠液反流入胃,加重胃黏膜屏障损害。胃肠运动障碍是原发病因的可能性小,但可加重幽门螺杆菌或 NSAID 对黏膜的损害。

概言之,消化性溃疡是一种多因素疾病,其中幽门螺杆菌感染和服用 NSAID 是已知的主要病因,溃疡发生是黏膜侵袭因素和防御因素失衡的结果,胃酸在溃疡形成中起关键作用。

二、临床表现

(一)症状

典型的消化性溃疡有如下临床特点:①慢性过程,病史可达数年至数十年。②周期性发作,发作与自发缓解相交替,发作期可为数周或数月,缓解期亦长短不一,短者数周、长者数年;发作常有季节性,多在秋冬或冬春之交发病,可因精神情绪不良或过劳而诱发。③发作时上腹痛呈节律性,表现为空腹痛即餐后2~4 小时或(及)午夜痛,腹痛多在进食或服用抗酸药后所缓解,典型节律性表现在 DU 多见。腹痛性质多为灼痛,亦可为钝痛、胀痛、剧痛或饥饿样不适感。腹痛多位于中上腹,可偏右或偏左。部分患者无上述典型表现的疼痛,而仅表现为无规律性的上腹隐痛或不适。但部分患者可无症状或症状较轻以至不为患者所注意。

④可有反酸、嗳气、上腹胀等症状。表 8-1 为 GU 和 DU 上腹疼痛特点的比较。

表 8-1　GU 和 DU 上腹疼痛特点的比较

		GU	DU
相同点	慢性	病程可长达 6～7 年,有的长达 20 年或更长	
	周期性	发作-缓解周期性交替,以春、秋季发作多见	
	疼痛性质	多呈钝痛、灼痛、胀痛或饥饿样不适,一般为轻至中度持续性痛,可耐受	
不同点	疼痛部位	中上腹或在剑突下和剑突下偏左	中上腹或在中上偏腹右处
	疼痛时间	常在餐后 1 小时内发生,经 1 小时后逐渐缓解,至下次餐前自行消失	常发生在两餐之间,持续至下餐进食后缓解,故又称空腹痛、饥饿痛;部分患者于午夜出现疼痛,称夜间痛
	疼痛规律	进食-疼痛-缓解	疼痛-进食-缓解

(二)体征

溃疡活动时上腹部可有局限性轻压痛,缓解期无明显体征。

(三)临床特殊类型

1.复合溃疡

复合溃疡指胃和十二指肠同时发生的溃疡。DU 往往先于 GU 出现。幽门梗阻发生率较高。

2.幽门管溃疡

幽门管位于胃远端,与十二指肠交界,长约 2 cm。幽门管溃疡与 DU 相似,胃酸分泌一般较高。幽门管溃疡上腹痛的节律性不明显,对药物治疗反应较差,呕吐较多见,较易发生幽门梗阻、出血和穿孔等并发症。

3.球后溃疡

DU 大多发生在十二指肠球部,发生在球部远段十二指肠的溃疡称球后溃疡。球后溃疡多发生在十二指肠乳头的近端。具有 DU 的临床特点,但午夜痛及背部放射痛多见,对药物治疗反应较差,较易并发出血。

4.巨大溃疡

巨大溃疡指直径>2 cm 的溃疡,对药物治疗反应较差、愈合时间较慢,易发生慢性穿透或穿孔。

5.老年人消化性溃疡

近年老年人发生消化性溃疡的报道增多。临床表现多不典型,GU 多位于胃体上部甚至胃底部,溃疡常较大,易误诊为胃癌。

6.无症状性溃疡

约15%的消化性溃疡患者可无症状,而以出血、穿孔等并发症为首发症状。可见于任何年龄,以老年人较多见;NSAID引起的溃疡近半数无症状。

三、并发症

(一)上消化道出血

50%以上的消化道出血是由于消化性溃疡所致。出血是消化性溃疡最常见的并发症。DU比GU容易发生。常因服用NSAID而诱发,部分患者(10%~25%)消化道出血为首发症状。

(二)穿孔

穿孔是消化性溃疡最严重的并发症,见于2%~10%的病例。消化性溃疡穿孔的后果有3种,如下。

(1)溃疡穿透浆膜层达腹腔致弥漫性腹膜炎,引起突发的剧烈腹痛,称游离穿孔。

(2)溃疡穿透并与邻近实质性器官相连,往往表现为腹痛规律发生改变,变得顽固而持久,称为穿透性溃疡。

(3)溃疡穿孔入空腔器官形成瘘管。

(三)幽门梗阻

幽门梗阻见于2%~4%的病例,大多由DU或幽门管溃疡引起。急性梗阻多因炎症水肿和幽门部痉挛所致,梗阻为暂时性,随炎症好转而缓解;慢性梗阻主要由于溃疡愈合后瘢痕收缩而呈持久性。幽门梗阻使胃排空延迟,患者可感上腹饱胀不适,疼痛于餐后加重,且有反复大量呕吐,呕吐物多为宿食,有酸腐味,大量呕吐后疼痛可暂时缓解。严重频繁呕吐可致失水和低氯低钾性碱中毒,常继发营养不良。上腹饱胀和逆蠕动的胃型,以及空腹时检查胃内有振水音、抽出胃液量>200 mL,是幽门梗阻的特征性表现。

(四)癌变

少数GU可发生癌变,癌变率在1%以下,DU则极少见。对于长期GU病史,年龄在45岁以上,经严格内科治疗4~6周症状无好转,大便隐血试验持续阳性者,应怀疑是否发生癌变,需进一步检查和定期随访。

四、护理

(一)护理目标

患者能够了解并避免发病诱因,能够描述正确的溃疡防治知识,主动参与、积极配合防治;未出现上消化道出血、穿孔、幽门梗阻、溃疡癌变等并发症或出现能被及时发现和处理;焦虑程度减轻或消失。

(二)护理措施

1.一般护理

(1)休息和活动:症状较重或有并发症时,应卧床休息。溃疡缓解期应适当活动,工作宜劳逸结合,以不感到劳累和诱发疼痛为原则。

(2)饮食护理。①饮食原则:定时定量,以维持正常消化活动的节律,避免餐间零食和睡前进食,使胃酸分泌有规律;少食多餐,少食可避免胃窦部过度扩张引起促胃液素分泌增加,以减少胃酸对病灶的刺激,多餐可使胃中经常保持适量的食物以中和胃酸,利于溃疡面的愈合;细嚼慢咽,以减少对消化道过强的机械刺激,同时咀嚼还可增加唾液分泌,唾液具有稀释和中和胃酸的作用;食物选择应营养丰富、搭配合理、清淡、易于消化、刺激性小,各种食物应切细、煮软。可选择牛奶、鸡蛋、鱼及面食、稍加碱的软米饭或米粥等偏碱性食物,脂肪摄取也应适量。避免生、冷、硬、粗纤维的蔬菜、水果,忌用生姜、生蒜、生萝卜、油炸食物,以及浓咖啡、浓茶和辣椒、酸醋;进餐时避免情绪不安,精神紧张。②营养状况监测:经常评估患者的饮食和营养状况。

2.病情观察

(1)病情监测:注意观察及详细了解患者疼痛的规律和特点,指导患者准备抑酸性食物(苏打饼干等)在疼痛前进食,或服用抑酸剂以防疼痛;也可采用局部热敷或针灸等进行止痛等。监测生命体征及腹部体征的变化,以及时发现并纠正并发症。

(2)帮助患者认识和祛除病因及诱因:①对于服用 NSAID 者,应停药。②对于嗜烟酒者,应督促戒烟戒酒。

3.并发症的护理

当发生急性穿孔和瘢痕性幽门梗阻时,应立即遵医嘱做好术前准备。亚急性穿孔和慢性穿孔时,注意观察疼痛的性质。急性幽门梗阻时,做好呕吐物的观察与处理,指导患者禁食水,行胃肠减压,保持口腔清洁,遵医嘱静脉补充液体,并做好解痉药和抗生素的用药护理。

4.用药护理

遵医嘱对患者进行药物治疗,并注意观察药效及不良反应。

(1)碱性抗酸药:如氢氧化铝凝胶等,应在饭后 1 小时和睡前服用。服用片剂时应嚼服,乳剂给药前应充分摇匀。抗酸药应避免与奶制品同时服用,因两者相互作用可形成络合物。酸性的食物及饮料不宜与抗酸药同服。氢氧化铝凝胶能阻碍磷的吸收,引起磷缺乏症,患者表现为食欲缺乏、软弱无力等症状,甚至可导致骨质疏松。长期大量服用还可引起严重便秘、代谢性碱中毒与钠潴留,甚至造成肾损害。如服用镁制剂则易引起腹泻。

(2)H_2 受体拮抗剂:应在餐中或餐后即刻服用,也可一次性把一天剂量在睡前服用。如需同时服用抗酸药,则两药应间隔 1 小时以上服用。如用于静脉给药时应注意控制速度,速度过快可引起低血压和心律失常。西咪替丁对雄激素受体有亲和力,可产生男性乳腺发育、阳痿及性功能紊乱,肾脏是其排泄的主要部位,应用期间应注意患者肾功能。此外,少数患者还可出现一过性肝功能损害和粒细胞缺乏,亦可出现头痛、头晕、疲倦、腹泻及皮疹等反应,如出现上述反应应及时协助医师进行处理。药物可从母乳排出,哺乳期应停止用药。

(3)其他药物:奥美拉唑可引起头晕,特别是用药初期,应嘱患者用药期间避免开车或做其他必须注意力高度集中的事。硫糖铝片宜在每次进餐前 1 小时服用,可有便秘、口干、皮疹、眩晕、嗜睡等不良反应,因其含糖量较高,糖尿病患者应慎用,不能与多酶片同服,以免降低两者的效价。

5.心理护理

护理人员应及时了解并减轻患者的各种焦虑,应关心患者,鼓励其说出心中的顾虑与疑问,耐心倾听并给予解答。正确评估患者及家属对疾病的认识程度和心理状态。积极进行健康宣教,减轻不良心理反应。

6.健康指导

(1)向患者及家属讲解有关溃疡病的知识,如病因、诱因、饮食原则。

(2)指导患者保持乐观的情绪、规律的生活,避免过度紧张与劳累。

(3)指导患者戒烟戒酒,慎用或勿用致溃疡药物,如阿司匹林、咖啡因、泼尼松等。

(4)指导患者按医嘱正确服药,学会观察药效及不良反应,不随便停药,以减少复发。

(5)让患者了解并发症的症状、体征,能在病情加重时及时就医。

(6)年龄偏大的 GU 患者应嘱其定期到门诊复查,防止癌变。

(三)护理评价

患者能说出引起疼痛的原因、诱因,戒烟戒酒,饮食规律,能选择适宜的食物,未因饮食不当诱发疼痛;能正确服药,上腹部疼痛减轻并渐消失,无恶心、呕吐、呕血、黑便;情绪稳定,无焦虑或恐惧,生活态度积极乐观。

第四节 炎症性肠病患者的护理

炎症性肠病是一种病因不明的肠道慢性非特异性炎症性疾病,包括溃疡性结肠炎和克罗恩病。一般认为,溃疡性结肠炎和克罗恩病是同一疾病的不同亚类,组织损伤的基本病理过程相似,但可能由于致病因素不同,发病的具体环节不同,最终导致组织损害的表现不同。

一、溃疡性结肠炎

溃疡性结肠炎是一种病因不明的直肠和结肠慢性非特异性炎症性疾病。病变主要位于大肠的黏膜与黏膜下层。主要症状有腹泻、黏液脓血便和腹痛,病程漫长,病情轻重不一,常反复发作。本病多见于 20～40 岁,男女发病率无明显差别。

(一)病理

病变主要位于直肠和乙状结肠,可延伸到降结肠,甚至整个结肠。病变一般仅限于黏膜和黏膜下层,少数重症者可累及肌层。活动期黏膜呈弥漫性炎症反应,可见水肿、充血与灶性出血,黏膜脆弱,触之易出血。由于黏膜与黏膜下层有炎性细胞浸润,大量中性粒细胞在肠腺隐窝底部聚集,形成小的隐窝脓肿。当隐窝脓肿融合破溃,黏膜即出现广泛的浅小溃疡,并可逐渐融合成不规则的大片溃疡。结肠炎症在反复发作的慢性过程中,大量新生肉芽组织增生,常出现炎性息肉。黏膜因不断破坏和修复,丧失其正常结构,并且由于溃疡愈合形成瘢痕,黏膜肌层与肌层增厚,使结肠变形缩短,结肠袋消失,甚至出现肠腔狭窄。少数患者有结肠癌变,以恶性程度较高的未分化型多见。

(二)临床分型

临床上根据本病的病程、程度、范围和病期进行综合分型。

1.根据病程经过分型

(1)初发型:无既往史的首次发作。

(2)慢性复发型:最多见,发作期与缓解期交替。

(3)慢性持续型:病变范围广,症状持续半年以上。

(4)急性暴发型:少见,病情严重,全身毒血症状明显,易发生大出血和其他并发症。

上述后3型可相互转化。

2.根据病情程度分型

(1)轻型:多见,腹泻每天4次以下,便血轻或无,无发热、脉速,贫血轻或无,血沉正常。

(2)重型:腹泻频繁并有明显黏液脓血便,有发热、脉速等全身症状,血沉加快、血红蛋白下降。

(3)中型:介于轻型和重型之间。

3.根据病变范围分型

根据病变范围可分为直肠炎、直肠乙状结肠炎、左半结肠炎、全结肠炎及区域性结肠炎。

4.根据病期分型

根据病期可分为活动期和缓解期。

(三)临床表现

起病多数缓慢,少数急性起病,偶见急性暴发起病。病程长,呈慢性经过,常有发作期与缓解期交替,少数症状持续并逐渐加重。

1.症状

(1)消化系统表现:主要表现为腹泻与腹痛。①腹泻为最主要的症状,黏液脓血便是本病活动期的重要表现。腹泻主要与炎症导致大肠黏膜对水钠吸收障碍及结肠运动功能失常有关。粪便中的黏液或黏液脓血,为炎症渗出和黏膜糜烂及溃疡所致。排便次数和便血程度可反映病情程度,轻者每天排便2～4次,粪便呈糊状,可混有黏液、脓血,便血轻或无,重者腹泻每天可达10次以上,大量脓血,甚至呈血水样粪便。病变限于直肠和乙状结肠的患者,偶有腹泻与便秘交替的现象,此与病变直肠排空功能障碍有关。②腹痛:轻者或缓解期患者多无腹痛或仅有腹部不适,活动期有轻或中度腹痛,为左下腹的阵痛,亦可涉及全腹。有疼痛-便意-便后缓解的规律,大多伴有里急后重,为直肠炎症刺激所致。若并发中毒性巨结肠或腹膜炎,则腹痛持续且剧烈。③其他症状:可有腹胀、食欲缺乏、恶心、呕吐等。

(2)全身表现:中、重型患者活动期有低热或中等度发热,高热多提示有并发症或呈急性暴发型。重症患者可出现衰弱、消瘦、贫血、低清蛋白血症、水和电解质平衡紊乱等表现。

(3)肠外表现:本病可伴有一系列肠外表现,包括口腔黏膜溃疡、结节性红斑、外周关节炎、坏疽性脓皮病、虹膜睫状体炎等。

2.体征

患者呈慢性病容,精神状态差,重者呈消瘦贫血貌。轻者仅有左下腹轻压痛,有时可触及痉挛的降结肠和乙状结肠。重症者常有明显腹部压痛和鼓肠。若有反跳痛、腹肌紧张、肠鸣音减弱等应注意中毒性巨结肠和肠穿孔等并发症。

(四)护理

1.护理目标

患者大便次数减少,粪质正常;腹痛缓解,营养改善,体重恢复,未发生并发症,焦虑减轻。

2.护理措施

(1)一般护理。①休息与活动:在急性发作期或病情严重时均应卧床休息,缓解期适当休息,注意劳逸结合。②合理饮食:指导患者食用质软、易消化、少纤维素又富含营养、有足够热量的食物,以利于患者吸收、减轻对肠黏膜的刺激并供给足够的热量,以维持机体代谢的需要。避免食用冷饮、水果、多纤维的蔬菜及其他刺激性食物,忌食牛乳和乳制品。急性发作期患者,应进流质或半流质饮食,病情严重者应禁食,按医嘱给予静脉高营养,以改善全身状况。应注意给患者提供良好的进餐环境,避免不良刺激,以增进患者食欲。

(2)病情观察:观察患者腹泻的次数、性质,腹泻伴随症状,如发热、腹痛等,监测粪便检查结果。严密观察腹痛的性质、部位及生命体征的变化,以了解病情的进展情况,如腹痛性质突然改变,应注意是否发生大出血、肠梗阻、中毒性巨结肠、肠穿孔等并发症。观察患者进食情况,定期测量患者的体重,监测血红蛋白、血清电解质和清蛋白的变化,了解营养状况的变化。

(3)用药护理:遵医嘱给予柳氮磺吡啶、糖皮质激素、免疫抑制剂等治疗,以控制病情,使腹痛缓解。注意药物的疗效及不良反应,如应用柳氮磺吡啶时,患者可出现恶心、呕吐、皮疹、粒细胞减少及再生障碍性贫血等。应嘱患者餐后服药,服药期间定期复查血象,应用糖皮质激素者,要注意激素不良反应,不可随意停药,防止发生反跳现象,应用硫唑嘌呤或巯嘌呤时患者可出现骨髓抑制的表现,应注意监测白细胞计数。

(4)心理护理:安慰鼓励患者,向患者解释病情,使患者以平和的心态应对疾病,自觉地配合治疗。

(5)健康指导。①心理指导:由于病情反复发作,迁延不愈,常给患者带来痛苦,尤其是排便次数的增加,给患者的精神和日常生活带来很多困扰,易使患者产生自卑、忧虑,甚至恐惧心理。应鼓励患者以平和的心态应对疾病,积极配合治疗。②指导患者合理饮食及活动:指导患者食用质软、易消化、少纤维素又富含营养、有足够热量的食物,避免食用冷饮、水果、多纤维的蔬菜及其他刺激性食物,忌食牛乳和乳制品。在急性发作期或病情严重时均应卧床休息,缓解期适当休息,注意劳逸结合。③用药指导:嘱患者坚持治疗,不要随意更换药物或停药。教会患者识别药物的不良反应,出现异常症状要及时就诊,以免耽搁病情。

3.护理评价

患者腹泻、腹痛缓解,营养改善,体重恢复。

二、克罗恩病

克罗恩病是一种病因尚不十分清楚的胃肠道慢性炎性肉芽肿性疾病。病变多见于末段回肠和邻近结肠,但从口腔至肛门的各段消化道均可受累,呈节段性或跳跃式分布。临床上以腹痛、腹泻、体重下降、腹块、瘘管形成和肠梗阻为特点,可伴有发热等全身表现,以及关节、皮肤、眼、口腔黏膜等肠外损害。本病有终生复发倾向,重症患者迁延不愈,预后不良。

(一)病理

病变表现为同时累及回肠末段与邻近右侧结肠者、只涉及小肠者、局限在结肠者、病变可涉及口腔、食管、胃、十二指肠,但少见。

大体形态上,克罗恩病的特点为:①病变呈节段性或跳跃性,而不呈连续性。②黏膜溃疡早期呈鹅口疮样溃疡,随后溃疡增大、融合,形成纵行溃疡和裂隙溃疡,将黏膜分割呈鹅卵石样外观。③病变累及肠壁全层,肠壁增厚变硬,肠腔狭窄。

组织学上,克罗恩病的特点为:①非干酪性肉芽肿,由类上皮细胞和多核巨细胞构成,可发生在肠壁各层和局部淋巴结。②裂隙溃疡,呈缝隙状,可深达黏膜下层甚至肌层。③肠壁各层炎症,伴固有膜底部和黏膜下层淋巴细胞聚集、黏膜下层增宽、淋巴管扩张及神经节炎等。肠壁全层病变致肠腔狭窄,可发生肠梗阻。溃疡穿孔引起局部脓肿,或穿透至其他肠段、器官、腹壁,形成内瘘或外瘘。

肠壁浆膜纤维素渗出、慢性穿孔均可引起肠粘连。

(二)临床分型

区别本病不同临床情况,有助于全面估计病情和预后,制订治疗方案。

1.临床类型

依疾病行为分型,可分为狭窄型(以肠腔狭窄所致的临床表现为主)、穿通型(有瘘管形成)和非狭窄非穿通型(炎症型)。各型可有交叉或互相转化。

2.病变部位

参考影像和内镜结果确定,可分为小肠型、结肠型、回结肠型。如消化道其他部分受累亦应注明。

3.严重程度

根据主要临床表现的程度及并发症计算克罗恩病活动指数,用于疾病活动期与缓解期区分、病情严重程度估计(轻、中、重度)和疗效评定。

(三)临床表现

起病大多隐匿、缓渐,从发病早期症状出现至确诊往往需数月至数年。病程呈慢性,长短不等的活动期与缓解期交替,有终生复发倾向。少数急性起病,可表现为急腹症,酷似急性阑尾炎或急性肠梗阻。腹痛、腹泻和体重下降三大症状是本病的主要临床表现。但本病的临床表现复杂多变,这与临床类型、病变部位、病期及并发症有关。

1.消化系统表现

(1)腹痛:为最常见症状,多位于右下腹或脐周,间歇性发作,常为痉挛性阵痛伴腹鸣;常于进餐后加重,排便或肛门排气后缓解。腹痛的发生可能与进餐引起胃肠反射或肠内容物通过炎症、狭窄肠段,引起局部痉挛有关。体检常有腹部压痛,部位多在右下腹。腹痛亦可由部分或完全性肠梗阻引起,此时伴有肠梗阻症状。出现持续性腹痛和明显压痛,提示炎症波及腹膜或腹腔内脓肿形成。全腹剧痛和腹肌紧张,提示病变肠段急性穿孔。

(2)腹泻:亦为本病常见症状,主要由病变肠段炎症渗出、蠕动增加及继发性吸收不良引起。腹泻先是间歇发作,病程后期可转为持续性。粪便多为糊状,一般无脓血和黏液。病变涉及下段结肠或肛门直肠者,可有黏液血便及里急后重。

(3)腹部包块:见于10%~20%的患者,由于肠粘连、肠壁增厚、肠系膜淋巴结肿大、内瘘或局部脓肿形成所致,多位于右下腹与脐周。固定的腹块提示有粘连,多已有内瘘形成。

(4)瘘管形成:是克罗恩病的特征性临床表现,因透壁性炎性病变穿透肠壁全层至肠外组织或器官而形成。瘘分内瘘和外瘘,前者可通向其他肠段、肠系膜、膀胱、输尿管、阴道、腹膜后等处,后者通向腹壁或肛周皮肤。肠段之间内瘘形成可导致腹泻加重及营养不良。肠瘘通向的组织与器官因粪便污染可导致继发性感染。外瘘或通向膀胱、阴道的内瘘均可见粪便与气体排出。

(5)肛门周围病变:包括肛门周围瘘管、脓肿形成及肛裂等病变,见于部分患者,有结肠受累者较多见。有时这些病变可为本病的首发或突出的临床表现。

2.全身表现

(1)发热:为常见的全身表现之一,与肠道炎症活动及继发感染有关。间歇性低热或中度热常见,少数呈弛张高热伴毒血症。少数患者以发热为主要症状,在较长时间不明原因发热之后才出现消化道症状。

(2)营养障碍:由慢性腹泻、食欲减退及慢性消耗等因素所致。主要表现为体重下降,可有贫血、低蛋白血症和维生素缺乏等表现。青春期前患者常有生长发育迟滞。

3.肠外表现

本病肠外表现与溃疡性结肠炎的肠外表现相似,但发生率较高,据我国统计报道以口腔黏膜溃疡、皮肤结节性红斑、关节炎及眼病为常见。

(四)护理

1.护理目标

患者腹泻、腹痛缓解,营养改善,体重恢复,无并发症。

2.护理措施

(1)一般护理。①休息与活动:在急性发作期或病情严重时均应卧床休息,缓解期适当休息,注意劳逸结合。必须戒烟。②合理饮食:一般给予高营养低渣饮食,适当给予叶酸、维生素 B_{12} 等多种维生素。重症患者酌情应用要素饮食或全胃肠外营养,除营养支持外还有助于诱导缓解。

(2)病情观察:观察患者腹泻的次数、性质,腹泻伴随症状,如发热、腹痛等,监测粪便检查结果。严密观察腹痛的性质、部位及生命体征的变化,测量患者的体重,监测血红蛋白、血清电解质和清蛋白的变化,了解营养状况的变化。

(3)用药护理:遵医嘱腹痛、腹泻可使用抗胆碱能药物或止泻药,合并感染者静脉途径给予广谱抗生素。给予柳氮磺吡啶、糖皮质激素、免疫抑制剂等治疗,以控制病情,使腹痛缓解。注意避免药物的不良反应,如应嘱患者餐后服药,服药期间定期复查血象,不可随意停药,防止发生反跳现象等。

（4）心理护理：向患者解释病情，使患者树立战胜疾病信心，自觉地配合治疗。

（5）健康指导。①疾病知识指导：指导患者合理休息与活动，戒烟，食用质软、易消化、少纤维素又富含营养、有足够热量的食物，避免食用冷饮、水果、多纤维的蔬菜及其他刺激性食物，忌食牛乳和乳制品。②安慰鼓励患者：使患者树立信心，积极地配合治疗。③用药指导：嘱患者坚持服药并了解药物的不良反应，病情有异常变化要及时就诊。

3.护理评价

患者腹泻、腹痛缓解，无发热、营养不良，体重增加。

第九章

普外科常见疾病患者的护理

第一节　肠梗阻患者的护理

肠腔内容物不能正常运行或通过肠道发生障碍时,称为肠梗阻,是外科常见的急腹症之一。

一、疾病概要

(一)病因和分类

1.按梗阻发生的原因分类

(1)机械性肠梗阻:最常见,是由各种原因引起的肠腔变窄、肠内容物通过障碍。主要原因:①肠腔堵塞,如寄生虫、粪块、异物等。②肠管受压,如粘连带压迫、肠扭转、嵌顿性疝等。③肠壁病变,如先天性肠道闭锁、狭窄、肿瘤等。

(2)动力性肠梗阻:较机械性肠梗阻少见。肠管本身无病变,梗阻原因是神经反射和毒素刺激引起肠壁功能紊乱,致肠内容物不能正常运行。可分为:①麻痹性肠梗阻,常见于急性弥散性腹膜炎、腹部大手术、腹膜后血肿或感染等。②痉挛性肠梗阻,由于肠壁肌肉异常收缩所致,常见于急性肠炎或慢性铅中毒。

(3)血运性肠梗阻:较少见。由于肠系膜血管栓塞或血栓形成,使肠管血运障碍,继而发生肠麻痹,肠内容物不能通过。

2.按肠管血运有无障碍分类

(1)单纯性肠梗阻:无肠管血运障碍。

(2)绞窄性肠梗阻:有肠管血运障碍。

3.按梗阻发生的部位分类

高位肠梗阻(空肠上段)和低位肠梗阻(回肠末段和结肠)。

4.按梗阻的程度分类

完全性肠梗阻（肠内容物完全不能通过）和不完全性肠梗阻（肠内容物部分可通过）。

5.按梗阻病情的缓急分类

急性肠梗阻和慢性肠梗阻。

(二)病理生理

1.肠管局部的病理生理变化

(1)肠蠕动增强：单纯性机械性肠梗阻，梗阻以上的肠蠕动增强，以克服肠内容物通过的障碍。

(2)肠管膨胀：肠腔内积气、积液所致。

(3)肠壁充血水肿、血运障碍，严重时可导致坏死和穿孔。

2.全身性病理生理变化

(1)体液丢失和电解质、酸碱平衡失调。

(2)全身性感染和毒血症，甚至发生感染中毒性休克。

(3)呼吸和循环功能障碍。

(三)临床表现

1.症状

(1)腹痛：单纯性机械性肠梗阻的特点是阵发性腹部绞痛；绞窄性肠梗阻表现为持续性剧烈腹痛伴阵发性加剧；麻痹性肠梗阻呈持续性胀痛。

(2)呕吐：早期常为反射性，呕吐胃内容物，随后因梗阻部位不同，呕吐的性质各异。高位肠梗阻呕吐出现早且频繁，呕吐物主要为胃液、十二指肠液、胆汁；低位肠梗阻呕吐出现晚，呕吐物常为粪样物；若呕吐物为血性或棕褐色，常提示肠管有血运障碍；麻痹性肠梗阻呕吐多为溢出性。

(3)腹胀：高位肠梗阻腹胀不明显；低位肠梗阻及麻痹性肠梗阻腹胀明显。

(4)停止肛门排气排便：完全性肠梗阻时，患者多停止排气、排便，但在梗阻早期，梗阻以下肠管内尚存的气体或粪便仍可排出。

2.体征

(1)腹部：①视诊，单纯性机械性肠梗阻可见腹胀、肠型和异常蠕动波，肠扭转时腹胀多不对称；②触诊，单纯性肠梗阻可有轻度压痛但无腹膜刺激征，绞窄性肠梗阻可有固定压痛和腹膜刺激征；③叩诊，绞窄性肠梗阻时腹腔有渗液，可有移动性浊音；④听诊，机械性肠梗阻肠鸣音亢进，可闻及气过水声或金属音，麻痹性肠梗阻肠鸣音减弱或消失。

(2)全身:单纯性肠梗阻早期多无明显全身性改变,梗阻晚期可有口唇干燥、眼窝凹陷、皮肤弹性差、尿少等脱水征。严重脱水或绞窄性肠梗阻时,可出现脉搏细速、血压下降、面色苍白、四肢发冷等中毒和休克征象。

3.辅助检查

(1)实验室检查:肠梗阻晚期,血红蛋白和血细胞比容升高,并有水、电解质及酸碱平衡失调。绞窄性肠梗阻时,白细胞计数和中性粒细胞比例明显升高。

(2)X线检查:一般在肠梗阻发生 4 小时后,立位或侧卧位 X 线平片可见肠胀气及多个液气平面。

(四)治疗原则

1.一般治疗

(1)禁食。

(2)胃肠减压:是治疗肠梗阻的重要措施之一。通过胃肠减压,吸出胃肠道内的气体和液体,从而减轻腹胀,降低肠腔内压力,改善肠壁血运,减少肠腔内的细菌和毒素。

(3)纠正水、电解质及酸碱平衡失调。

(4)防治感染和中毒。

(5)其他:对症治疗。

2.解除梗阻

解除梗阻分为非手术治疗和手术治疗两大类。

(五)常见几种肠梗阻

1.粘连性肠梗阻

粘连性肠梗阻是指肠粘连或肠管被粘连带压迫所致的肠梗阻,较为常见。主要由于腹部手术、炎症、创伤、出血、异物等所致。以小肠梗阻为多见,多为单纯性不完全性梗阻。粘连性肠梗阻多采取非手术治疗,如无效或发生绞窄性肠梗阻时应及时手术治疗。

2.肠扭转

肠扭转指一段肠管沿其系膜长轴旋转而形成的闭袢性肠梗阻,常发生于小肠,其次是乙状结肠。

(1)小肠扭转:多见于青壮年,常在饱餐后立即进行剧烈活动时发病。表现为突发腹部绞痛,呈持续性伴阵发性加剧,呕吐频繁,腹胀不明显。

（2）乙状结肠扭转：多见于老年人，常有便秘习惯，表现为腹部绞痛，明显腹胀，呕吐不明显。

肠扭转是较严重的机械性肠梗阻，可在短时间内发生肠绞窄、坏死，一经诊断，应及时手术治疗。

3.肠套叠

肠套叠指一段肠管套入与其相连的肠管内，以回结肠型（回肠末端套入结肠）最多见。肠套叠多见于 2 岁以下的婴幼儿。典型表现为阵发性腹痛、果酱样血便和腊肠样肿块（多位于右上腹），右下腹触诊有空虚感。X 线空气或钡剂灌肠显示空气或钡剂在结肠内受阻，梗阻端的钡剂影像呈"杯口状"或"弹簧状"阴影。早期肠套叠可试行空气灌肠复位，无效者或病期超过 48 小时、怀疑有肠坏死或肠穿孔者，应行手术治疗。

4.蛔虫性肠梗阻

蛔虫性肠梗阻指由于蛔虫聚集成团并刺激肠管痉挛从而导致肠腔堵塞，多见于 2～10 岁儿童，驱虫不当常为诱因。主要表现为阵发性脐部周围腹痛，伴呕吐，腹胀不明显。部分患者腹部可触及变形、变位的条索状团块。少数患者可并发肠扭转或肠壁坏死穿孔，蛔虫进入腹腔引起腹膜炎。单纯性蛔虫堵塞多采用非手术治疗，包括解痉止痛、禁食、酌情胃肠减压、输液、口服植物油驱虫等，若无效或并发肠扭转、腹膜炎时，应行手术取虫。

二、护理诊断/问题

（一）疼痛

疼痛与肠内容物不能正常运行或通过障碍有关。

（二）体液不足

体液不足与呕吐、禁食、胃肠减压、肠腔积液有关。

（三）潜在并发症

肠坏死、腹腔感染、休克。

三、护理措施

（一）非手术治疗的护理

（1）饮食：禁食，梗阻缓解 12 小时后可进少量流质饮食，忌甜食和牛奶；48 小时后可进半流质饮食。

（2）胃肠减压，做好相关护理。

（3）体位：生命体征稳定者可取半卧位。

（4）解痉挛、止痛：若无肠绞窄或肠麻痹，可用阿托品解除痉挛、缓解疼痛，禁用吗啡类止痛药，以免掩盖病情。

（5）输液：纠正水、电解质和酸碱失衡，记录 24 小时出入液量。

（6）防治感染和中毒：遵照医嘱应用抗生素。

（7）严密观察病情变化：出现下列情况时应考虑有绞窄性肠梗阻的可能，应及早采取手术治疗。①腹痛发作急骤，为持续性剧烈疼痛，或在阵发性加重之间仍有持续性腹痛，肠鸣音可不亢进。②早期出现休克。③呕吐早、剧烈而频繁。④腹胀不对称，腹部有局部隆起或触及有压痛的包块。⑤明显的腹膜刺激征，体温升高、脉快、白细胞计数和中性粒细胞比例增高。⑥呕吐物、胃肠减压抽出液、肛门排出物为血性或腹腔穿刺抽出血性液。⑦腹部 X 线检查可见孤立、固定的肠袢。⑧经积极非手术治疗后症状、体征无明显改善者。

（二）手术前后的护理

1.术前准备

除上述非手术护理措施外，按腹部外科常规行术前准备。

2.术后护理

（1）病情观察：观察患者生命体征、腹部症状和体征的变化，伤口敷料及引流情况，及早发现术后并发症。

（2）卧位，麻醉清醒、血压平稳后取半卧位。

（3）禁食、胃肠减压，待排气后，逐步恢复饮食。

（4）防治感染，遵照医嘱应用抗生素。

（5）鼓励患者早期活动。

第二节　急性阑尾炎患者的护理

急性阑尾炎是外科最常见的急腹症之一，多发生于青年人，男性发病率高于女性。

一、病因、病理

（一）病因

1.阑尾管腔梗阻

阑尾管腔梗阻是引起急性阑尾炎最常见的病因。阑尾管腔细长，开口较小，容易被食物残渣、粪石、蛔虫等阻塞而引起管腔梗阻。

2.细菌入侵

阑尾内存有大量大肠埃希菌和厌氧菌,当阑尾管腔阻塞后,细菌繁殖并产生毒素,损伤黏膜上皮,细菌经溃疡面侵入阑尾引起感染。

3.胃肠道疾病的影响

急性肠炎、血吸虫病等可直接蔓延至阑尾或引起阑尾管壁肌肉痉挛,使管壁血运障碍而导致炎症。

(二)病理

根据急性阑尾炎发病过程的病理解剖学变化,可分为急性单纯性阑尾炎、急性化脓性阑尾炎、坏疽性及穿孔性阑尾炎、阑尾周围脓肿 4 种病理类型。

急性阑尾炎的转归取决于机体的抵抗力和治疗是否及时,可有炎症消退、炎症局限化、炎症扩散 3 种转归。

二、临床表现

(一)症状

1.腹痛

典型症状是转移性右下腹痛。因初期炎症仅限于阑尾黏膜或黏膜下层,由内脏神经反射引起上腹或脐部周围疼痛,范围较弥散。当炎症波及浆膜层和壁腹膜时,刺激了躯体神经,疼痛固定于右下腹。单纯性阑尾炎的腹痛程度较轻,化脓性及坏疽性阑尾炎的腹痛程度较重。当阑尾穿孔时,腹痛可减轻,因阑尾管腔内的压力骤减,但随着腹膜炎的出现,腹痛可继续加重。

2.胃肠道症状

早期可有轻度恶心、呕吐,部分患者可发生腹泻或便秘。盆腔阑尾炎时,炎症刺激直肠和膀胱,引起里急后重和排尿痛。

3.全身症状

早期有乏力、头痛,炎症发展时,可出现脉快、发热等,体温多在 38 ℃内。坏疽性阑尾炎时,出现寒战、体温明显升高。若发生门静脉炎,可出现寒战、高热和轻度黄疸。

(二)体征

1.右下腹固定压痛

右下腹固定压痛是急性阑尾炎最重要的体征。腹部压痛点常位于麦氏点。

2.反跳痛和腹肌紧张

反跳痛和腹肌紧张提示阑尾已化脓、坏死或即将穿孔。

三、辅助检查

(1)腰大肌试验:若为阳性,提示阑尾位于盲肠后位贴近腰大肌。

(2)结肠充气试验:若为阳性,表示阑尾已有急性炎症。

(3)闭孔内肌试验:若为阳性,提示阑尾位置靠近闭孔内肌。

(4)直肠指诊:直肠右前方有触痛者,提示盆腔阑尾炎。若触及痛性肿块,提示盆腔脓肿。

四、治疗原则

急性阑尾炎诊断明确后应尽早行阑尾切除术。部分急性单纯性阑尾炎,可经非手术治疗而获得痊愈;阑尾周围脓肿,先行非手术治疗,待肿块缩小局限、体温正常,3个月后再行阑尾切除术。

五、护理诊断/问题

(1)疼痛:与阑尾炎症、手术创伤有关。

(2)体温过高:与化脓性感染有关。

(3)潜在并发症:急性腹膜炎、感染性休克、腹腔脓肿、门静脉炎。

(4)潜在术后并发症:腹腔出血、切口感染、腹腔脓肿、粘连性肠梗阻。

六、护理措施

(一)非手术治疗的护理

(1)取半卧位。

(2)饮食和输液:流质饮食或禁食,禁食期间做好静脉输液的护理。

(3)控制感染:应用抗生素。

(4)严密观察病情:观察患者的生命体征、精神状态、腹部症状和体征、白细胞计数及中性粒细胞比例的变化。

(二)术后护理

1.体位

血压平稳后取半卧位。

2.饮食

术后1～2天胃肠蠕动恢复、肛门排气后可进流质饮食,如无不适可改半流质饮食,术后 3～4 天可进软质普食。

3.早期活动

轻症患者术后当天麻醉反应消失后,即可下床活动,以促进肠蠕动的恢复,防止肠粘连的发生。重症患者应在床上多翻身、活动四肢,待病情稳定后,及早下床活动。

4.并发症的观察和护理

(1)腹腔内出血:常发生在术后 24 小时内,表现为腹痛、腹胀、面色苍白、脉搏细速、血压下降等内出血表现或腹腔引流管有血性液引出。应嘱患者立即平卧,快速静脉输液、输血,并做好紧急手术止血的准备。

(2)切口感染:是术后最常见的并发症,表现为术后 2～3 天体温升高,切口胀痛、红肿、压痛等。可给予抗生素、理疗等治疗,如已化脓应拆线引流脓液。

(3)腹腔脓肿:多见于化脓性或坏疽性阑尾炎术后。表现为术后 5～7 天体温升高或下降后又升高,有腹痛、腹胀、腹部压痛、腹肌紧张或腹部包块,常发生于盆腔、膈下、肠间隙等处,可出现直肠膀胱刺激症状及全身中毒症状。

(4)粘连性肠梗阻:常为不完全性肠梗阻,以非手术治疗为主,完全性肠梗阻者应手术治疗。

(5)粪瘘:少见,一般经非手术治疗后粪瘘可自行闭合。

七、特殊类型阑尾炎

(一)小儿急性阑尾炎

小儿大网膜发育不全,难以包裹发炎的阑尾。其临床特点:①病情发展快且重,早期出现高热、呕吐等胃肠道症状。②右下腹体征不明显。③小儿阑尾管壁薄,极易发生穿孔,并发症和死亡率较高。处理原则:及早手术。

(二)妊娠期急性阑尾炎

妊娠期急性阑尾炎较常见,发病多在妊娠前 6 个月。临床特点:①妊娠期盲肠和阑尾被增大的子宫推压上移,压痛点也随之上移。②腹膜刺激征不明显。③大网膜不易包裹炎症的阑尾,炎症易扩散。④炎症刺激子宫收缩,易引起流产或早产,威胁母子安全。处理原则:及早手术。

(三)老年人急性阑尾炎

老年人对疼痛反应迟钝,防御功能减退,其临床特点为:①主诉不强烈,体征不典型,易延误诊断和治疗。②阑尾动脉多硬化,易致阑尾缺血坏死或穿孔。③常伴有心血管病、糖尿病等,使病情复杂严重。处理原则:及早手术。

第三节　胃十二指肠损伤患者的护理

一、概述

由于有肋弓保护且活动度较大,柔韧性较好,壁厚,钝挫伤时胃很少受累,只有胃膨胀时偶有发生。上腹或下胸部的穿透伤则常导致胃损伤,多伴有肝、脾、横膈及胰等损伤。胃镜检查及吞入锐利异物或吞入酸、碱等腐蚀性毒物也可引起穿孔,但很少见。十二指肠损害是由于上中腹部受到间接暴力或锐器的直接刺伤而引起的,缺乏典型的腹膜炎症状和体征,术前诊断困难,漏诊率高,多伴有腹部脏器合并伤,病死率高,术后并发症多,肠瘘发生率高。

二、护理评估

(一)健康史

详细询问患者、现场目击者或陪同人员,以了解受伤的时间、地点、环境,受伤的原因、外力的特点、大小和作用方向,坠跌高度;了解受伤前后饮食及排便情况,受伤时的体位,有无防御,伤后意识状态、症状、急救措施、运送方式,既往疾病及手术史。

(二)临床表现

(1)胃损伤若未波及胃壁全层,可无明显症状。若全层破裂,由于胃酸有很强的化学刺激性,可立即出现剧痛及腹膜刺激征。当破裂口接近贲门或食管时,可因空气进入纵膈而呈胸壁下气肿。较大的穿透性胃损伤时,可自腹壁流出食物残渣、胆汁和气体。

(2)十二指肠破裂后,因有胃液、胆汁及胰液进入腹腔,早期即可发生急性弥漫性腹膜炎,有剧烈的刀割样持续性腹痛伴恶心、呕吐,腹部检查可见有舟状腹、腹膜刺激征症状。

(三)辅助检查

1.疑有胃损伤者,应置胃管

若自胃内吸出血性液或血性物者可确诊。

2.腹腔穿刺术和腹腔灌洗术腹腔穿刺

抽出不凝血液、胆汁,灌洗吸出 10 mL 以上肉眼可辨的血性液体,即为阳性结果。

3.X 线检查

腹部 X 线片可显示腹膜后组织积气、肾脏轮廓清晰、腰大肌阴影模糊不清等有助于腹膜后十二指肠损伤的诊断。

4.计算机体层成像检查

其可显示少量的腹膜后积气和渗至肠外的造影剂。

(四)治疗原则

抗休克和及时、正确的手术处理是治疗的两大关键。

(五)心理-社会因素

胃十二指肠外伤性损伤多数在意外情况下发生,患者出现突发外伤后易出现紧张、痛苦、悲哀、恐惧等心理变化,担心手术能否成功及疾病预后。

三、护理问题

(一)疼痛

疼痛与胃肠破裂、腹腔内积液、腹膜刺激征有关。

(二)组织灌注量不足

组织灌注量不足与大量失血、失液,严重创伤,有效循环血量减少有关。

(三)焦虑或恐惧

焦虑或恐惧与经历意外及担心预后有关。

(四)潜在并发症

出血、感染、肠瘘、低血容量性休克。

四、护理目标

(1)患者疼痛减轻。

(2)患者血容量得以维持,各器官血供正常、功能完整。

(3)患者焦虑或恐惧心理减轻或消失。

(4)护士密切观察病情变化,如发现异常,及时报告医师,并配合处理。

五、护理措施

(一)一般护理

1.预防低血容量性休克

吸氧、保暖、建立静脉通道,遵医嘱输入温热生理盐水或乳酸盐林格液,抽血查全血细胞计数、血型和交叉配血。

2.密切观察病情变化

每15～30分钟应评估患者情况。评估内容包括意识状态、生命体征、肠鸣音、尿量、氧饱和度、有无呕吐、肌紧张和反跳痛等。观察胃管内引流物颜色、性质及量,若引流出血性液体,提示有胃十二指肠破裂的可能。

3.术前准备

胃十二指肠破裂大多需要手术处理,故患者入院后,在抢救休克的同时,尽快完成术前准备工作,如备皮、备血、插胃管及留置尿管、做好抗生素皮试等,一旦需要,可立即实施手术。

(二)心理护理

评估患者对损伤的情绪反应,鼓励他们说出自己内心的感受,帮助建立积极有效的应对措施。向患者介绍有关病情、损伤程度、手术方式及疾病预后的知识,鼓励患者,告诉患者良好的心态、积极的配合有利于疾病早日康复。

(三)术后护理

1.体位

患者意识清楚、病情平稳,给予半坐卧位,有利于引流及呼吸。

2.禁食、胃肠减压

观察胃管内引流液颜色、性质及量,若引流出血性液体,提示有胃十二指肠再出血的可能。十二指肠创口缝合后,胃肠减压管置于十二指肠腔内,使胃液、肠液、胰液得到充分引流,一定要妥善固定,避免脱出。一旦脱出,要在医师的指导下重新置管。

3.严密监测生命体征

术后15～30分钟监测患者生命体征直至患者病情平稳。注意肾功能的改变,胃十二指肠损伤后,特别是有出血性休克时,肾脏会受到一定的损害,尤其是严重腹部外伤伴有重度休克者,有发生急性肾功能障碍的危险,所以,术后应密切注意尿量,争取保持每小时尿量在 50 mL 以上。

4.补液和营养支持

根据医嘱,合理补充水、电解质和维生素,必要时输新鲜血、血浆,维持水、电解质、酸碱平衡。给予肠内、外营养支持,促进合成代谢,提高机体防御能力。继续应用有效抗生素,控制腹腔内感染。

5.术后并发症的观察和护理

(1)出血:如胃管 24 小时内引流出新鲜血液 200 mL 以上,提示吻合口出血,要立即配合医师给予胃管内注入凝血酶粉、冰盐水洗胃等止血措施。

(2)肠瘘:患者术后持续低热或高热不退,腹腔引流管中引流出黄绿色或褐色渣样物,有恶臭或引流出大量气体,提示肠瘘发生,要配合医师进行腹腔双套管冲洗,并做好相应护理。

(四)健康教育

(1)讲解术后饮食注意事项,当患者胃肠功能恢复,一般 35 天后开始恢复饮食,由流质逐步恢复至半流质、普食,进食高蛋白、高能量、易消化饮食,增强抵抗力,促进愈合。

(2)行全胃切除或胃大部分切除术的患者,因胃肠吸收功能下降,要及时补充微量元素和维生素等营养素,预防贫血、腹泻等并发症。

(3)避免工作过于劳累,注意劳逸结合。讲明饮酒、抽烟对胃十二指肠疾病的危害性。

(4)避免长期大量服用非甾体抗炎药,如布洛芬等,以免引起胃肠道黏膜损伤。

第四节　脾脏破裂患者的护理

一、概述

脾脏是一个血供丰富而质脆的实质性器官,脾脏是腹部脏器中最容易受损伤的器官,发生率几乎占各种腹部损伤的 40% 左右。它被与其包膜相连的诸韧带固定在左上腹的后方,尽管有下胸壁、腹壁和膈肌的保护,但外伤暴力很容易使其破裂引起内出血。脾脏破裂以真性破裂多见,约占 85%。根据不同的病因,脾脏破裂分成两大类:①外伤性破裂,占绝大多数,都有明确的外伤史,裂伤部位以脾脏的外侧凸面为多,也可在内侧脾门处,主要取决于暴力作用的方向和部位。②自发性破裂,极少见,且主要发生在病理性肿大(门静脉高压症、血吸虫病、淋巴瘤等)的脾脏。如仔细追询病史,多数仍有一定的诱因,如剧烈咳嗽、打喷嚏或突然改变体位等。

二、护理评估

(一)健康史

了解患者腹部损伤的时间、地点、致伤源、伤情、就诊前的急救措施、受伤至就诊之间的病情变化,如果患者神志不清,应询问目击人员。患者一般有上腹火器伤、锐器伤或交通事故、工伤等外伤史或病理性(门静脉高压症、血吸虫病、淋巴瘤等)的脾大病史。

(二)临床表现

脾脏破裂的临床表现以内出血及腹膜刺激征为特征,并常与出血量和出血速度密切相关。出血量大而速度快的患者很快就出现低血容量性休克,伤情十分危急;出血量少而慢者症状轻微,除左上腹轻度疼痛外,无其他明显体征,不易诊断。随着时间的推移,出血量越来越大,才出现休克前期的表现,继而发生休克。由于血液对腹膜的刺激而有腹痛,起始在左上腹,慢慢涉及全腹,但仍以左上腹最为明显,同时有腹部压痛、反跳痛和腹肌紧张。

(三)诊断及辅助检查

创伤性脾脏破裂的诊断主要依赖:①损伤病史或病理性脾大病史。②临床有内出血的表现。③腹腔诊断性穿刺抽出不凝固血液。④对诊断确有困难、伤情允许的病例,采用腹腔灌洗、B超、核素扫描、计算机体层成像(computed tomography,CT)或选择性腹腔动脉造影等帮助明确诊断。B超是一种常用检查,可明确脾脏破裂程度。⑤实验室检查发现红细胞、血红蛋白和血细胞比容进行性降低,提示有内出血。

(四)治疗原则

随着对脾功能认识的深化,在坚持"抢救生命第一,保留脾脏第二"的原则下,尽量保留脾脏的原则已被绝大多数外科医师接受。彻底查明伤情后尽可能保留脾脏,方法有生物胶黏合止血、物理凝固止血、单纯缝合修补、部分脾切除等,必要时行全脾切除术。

(五)心理-社会因素

导致脾脏破裂的原因均是意外,患者痛苦大、病情重,且在创伤、失血之后,处于紧张状态,患者常有恐惧、急躁、焦虑,甚至绝望,又担心手术能否成功,对手术产生恐惧心理。

三、护理问题

(一)体液不足

体液不足与损伤致腹腔内出血、失血有关。

(二)组织灌注量减少

组织灌注量减少与导致休克的因素依然存在有关。

(三)疼痛

疼痛与脾部分破裂、腹腔内积血有关。

(四)焦虑或恐惧

焦虑或恐惧与意外创伤的刺激、出血及担心预后有关。

(五)潜在并发症

出血。

四、护理目标

(1)患者体液平衡能得到维持,不发生失血性休克。

(2)患者神志清楚,四肢温暖、红润,生命体征平稳。

(3)患者腹痛缓解。

(4)患者焦虑或恐惧程度缓解。

(5)护士要密切观察病情变化,如发现异常,及时报告医师,并配合处理。

五、护理措施

(一)一般护理

1.严密观察监护伤员病情变化

把患者的脉率、血压、神志、动脉氧饱和度及腹部体征作为常规监测项目,建立治疗时的数据,为动态监测患者生命体征提供依据。

2.补充血容量

建立两条静脉通路,快速输入平衡盐液及血浆或代用品,扩充血容量,维持水、电解质及酸碱平衡,改善休克状态。

3.保持呼吸道通畅

及时吸氧,改善因失血而导致的机体缺氧状态,改善有效通气量,并注意清除口腔中异物、假牙,防止误吸,保持呼吸道通畅。

4.密切观察患者尿量变化

怀疑脾脏破裂的患者应常规留置导尿管,观察单位时间的尿量,如尿量>30 mL/h,说明患者休克已纠正或处于代偿期。如尿量<30 mL/h甚至无尿,则提示患者已进入休克或肾衰竭期。

5.术前准备

观察中如发现继续出血(48小时内输血超过1 200 mL)或有其他脏器损伤,应立即做好药物皮试、备血、腹部常规备皮等术前准备。

(二)心理护理

对患者要耐心做好心理安抚,让患者知道手术的目的、意义及手术效果,消除紧张恐惧心理,还要尽快通知家属并取得其同意和配合,使患者和家属都有充分的思想准备,积极主动配合抢救和治疗。

(三)术后护理

1.体位

患者术后应去枕平卧,头偏向一侧,防止呕吐物吸入气管,如清醒后血压平稳,病情允许可采取半卧位,以利于腹腔引流。患者不得过早起床活动。一般需卧床休息10~14天。以B超或CT检查为依据,观察脾脏愈合程度,确定能否起床活动。

2.密切观察生命体征变化

按时测血压、脉搏、呼吸、体温,观察再出血倾向。部分脾切除的患者,体温持续2~3周在38~40 ℃,化验检查白细胞计数不高,称为"脾热"。对"脾热"的患者,按高热护理及时给予物理降温,并补充水、电解质。

3.管道护理

保持大静脉留置管输液通畅,保持无菌,定期消毒。保持胃管、导尿管及腹腔引流管通畅,妥善固定,防止脱落,注意引流物的量及性状的变化。若引流管引流出大量的新鲜血性液体,提示活动性出血,及时报告医师处理。

4.改善机体状况,给予营养支持

术后保证患者有足够的休息和睡眠,禁食期间补充水、电解质,避免酸碱平衡失调,肠功能恢复后方可进食。应给予高热量、高蛋白、高维生素饮食,静脉滴注复方氨基酸、血浆等,保证机体需要,促进伤口愈合,减少并发症。

(四)健康教育

(1)患者住院2周后出院,出院时复查CT或B超,嘱患者每月复查1次,直至脾损伤愈合,脾脏恢复原形态。

(2)嘱患者若出现头晕、口干、腹痛等不适,均应停止活动并平卧,及时到医院检查治疗。

(3)继续注意休息,脾损伤未愈合前避免体力劳动,避免剧烈运动,如弯腰、下蹲、骑摩托车等。注意保护腹部,避免外力冲撞。

(4)避免增加腹压,保持排便通畅,避免剧烈咳嗽。

(5)脾切除术后,患者免疫力低下,注意保暖,预防感冒,避免进入拥挤的公共场所。坚持锻炼身体,提高机体免疫力。

第五节　小肠破裂患者的护理

一、概述

小肠是消化管中最长的一段肌性管道,也是消化与吸收营养物质的重要场所。人类小肠全长为3～9 m,平均为5～7 m,个体差异很大。小肠分为十二指肠、空肠和回肠三部分,十二指肠属上消化道,空肠及其以下肠段属下消化道。

各种外力的作用所致的小肠穿孔称为小肠破裂。小肠破裂在战时和平时均较常见,多见于交通事故、工矿事故、生活事故(如坠落),以及挤压、刀伤和火器伤。小肠可因穿透性与闭合性损伤造成肠管破裂或肠系膜撕裂。小肠占满整个腹部,又无骨骼保护,因此易于受到损伤。由于小肠壁厚,血运丰富,故无论是进行穿孔修补还是行肠段切除吻合术,其成功率均较高,发生肠瘘的概率小。

二、护理评估

(一)健康史

了解患者腹部损伤的时间、地点、致伤源、伤情、就诊前的急救措施、受伤至就诊之间的病情变化,如果患者神志不清,应询问目击人员。

(二)临床表现

小肠破裂后在早期即产生明显的腹膜炎体征,这是因为肠管破裂肠内容物溢出至腹腔所致。症状以腹痛为主,程度不同,可伴有恶心及呕吐,腹部检查肠鸣音消失,腹膜刺激征明显。

小肠损伤初期一般均有轻重不等的休克症状,休克的深度除与损伤程度有关外,主要取决于内出血的多少,表现为面色苍白、烦躁不安、脉搏细速、血压下降、皮肤发冷等。若为多发性小肠损伤或肠系膜撕裂大出血,可迅速发生休克并呈进行性恶化。

(三)辅助检查

1.实验室检查

白细胞计数升高说明腹腔炎症;血红蛋白含量取决于内出血的程度,内出血少时变化不大。

2.X 线检查

采取 X 线透视或摄片检查有无气腹与肠麻痹的征象,因为一般情况下小肠内气体很少,且损伤后伤口很快被封闭,不但膈下游离气体少见,且使一部分患者早期症状隐匿。因此,阳性气腹有诊断价值,但阴性结果也不能排除小肠破裂。

3.腹部 B 超检查

腹部 B 超检查对小肠及肠系膜血肿、腹水均有重要的诊断价值。

4.CT 或磁共振检查

CT 或磁共振检查对小肠损伤有一定诊断价值,而且可对其他脏器进行检查,有时可能发现一些未曾预料的损伤,有助于减少漏诊。

5.腹腔穿刺

腹腔穿刺有混浊的液体或胆汁色的液体,说明肠破裂,穿刺液中白细胞、淀粉酶含量均升高。

(四)治疗原则

小肠破裂一旦确诊,应立即进行手术治疗。手术方式以简单修补为主。肠管损伤严重时,则应做部分小肠切除吻合术。

(五)心理-社会因素

小肠损伤大多在意外情况下突然发生,加之伤口、出血及内脏脱出的视觉刺激和对预后的担忧,患者多表现为紧张、焦虑、恐惧。应了解其患病后的心理反应,对本病的认知程度和心理承受能力,家属及亲友对其支持情况、经济承受能力等。

三、护理问题

(一)有体液不足的危险

有体液不足的危险与创伤致腹腔内出血、体液过量丢失、渗出及呕吐有关。

(二)焦虑或恐惧

焦虑或恐惧与意外创伤的刺激、疼痛、出血、内脏脱出的视觉刺激及担心疾病的预后等有关。

(三)体温过高

体温过高与腹腔内感染毒素吸收和伤口感染等因素有关。

(四)疼痛

疼痛与小肠破裂或手术有关。

(五)潜在并发症

腹腔感染、肠瘘、失血性休克。

(六)营养失调

低于机体需要量与消化道的吸收面积减少有关。

四、护理目标

(1)患者体液平衡得到维持,生命体征稳定。

(2)患者情绪稳定,焦虑或恐惧减轻,主动配合医护工作。

(3)患者体温维持正常。

(4)患者主诉疼痛有所缓解。

(5)护士密切观察病情变化,如发现异常,及时报告医师,并配合处理。

(6)患者体重不下降。

五、护理措施

(一)一般护理

1.伤口处理

对开放性腹部损伤者,妥善处理伤口,及时止血和包扎固定。若有肠管脱出,可用消毒或清洁器皿覆盖保护后再包扎,以免肠管受压、缺血而坏死。

2.病情观察

密切观察患者生命体征的变化,每 15 分钟测定脉搏、呼吸、血压 1 次。重视患者的主诉,若主诉心悸、脉快、出冷汗等,及时报告医师。不注射止痛药(诊断明确者除外),以免掩盖伤情。不随意搬动伤者,以免加重病情。

3.腹部检查

每 30 分钟检查 1 次腹部体征,注意腹膜刺激征的程度和范围变化。

4.禁食和灌肠

禁食和灌肠可避免肠内容物进一步溢出,造成腹腔感染或加重病情。

5.补充液体和营养

注意纠正水、电解质及酸碱平衡失调,保证输液通畅,对伴有休克或重症腹膜炎的患者可进行中心静脉补液,这不仅可以保证及时大量的液体输入,而且有利于中心静脉压的监测,根据患者具体情况,适量补给全血、血浆或人血清蛋白,尽可能补给足够的热量和蛋白质、氨基酸及维生素等。

(二)心理护理

关心患者,加强交流,讲解相关病情、治疗方式及预后,使患者了解自己的病情,消除患者的焦虑和恐惧,保持良好的心理状态,并与其一起制订合适的应对机制,鼓励患者,增加其治疗的信心。

(三)术后护理

1.妥善安置患者

麻醉清醒后取半卧位,有利于腹腔炎症的局限,改善呼吸状态。了解手术的过程,查看手术的部位,对引流管、输液管、胃管及氧气管等进行妥善固定,做好护理记录。

2.监测病情

观察患者血压、脉搏、呼吸、体温的变化。注意腹部体征的变化。适当应用止痛药,减轻患者的不适。若切口疼痛明显,应检查切口,排除感染。

3.引流管的护理

腹腔引流管保持通畅,准确记录引流液的性状及量。腹腔引流液应为少量血性液,若为绿色或褐色渣样物,应警惕腹腔内感染或肠瘘的发生。

4.饮食

继续禁食、胃肠减压,待肠功能逐渐恢复、肛门排气后,方可拔除胃肠减压管。拔除胃管当天可进清流质饮食,第 2 天进半流质饮食,第 3 天进流质饮食,逐渐过渡到普食。

5.营养支持

维持水、电解质和酸碱平衡,增加营养。维生素主要是在小肠被吸收,小肠部分切除后,要及时补充维生素 C、维生素 D、维生素 K、B 族维生素等维生素和微量元素如钙、镁等,可经静脉、肌内注射或口服进行补充,预防贫血,促进伤口愈合。

(四)健康教育

(1)注意饮食卫生,避免暴饮暴食,进易消化食物,少食刺激性食物,避免腹部受凉和饭后剧烈活动,保持排便通畅。

(2)注意适当休息,加强锻炼,增加营养,特别是回肠切除的患者要长期定时补充维生素 B_{12} 等营养素。

(3)定期门诊随访,若有腹痛、腹胀、停止排便及伤口红、肿、热、痛等不适,应及时就诊。

(4)加强社会宣传,增进劳动保护、安全生产、安全行车、遵守交通规则等知识,避免损伤等意外的发生。

(5)普及各种急救知识,在发生意外损伤时,能进行简单的自救或急救。

(6)无论腹部损伤的轻重,都应经专业医务人员检查,以免贻误诊治。

第十章

妇产科常见疾病患者的护理

第一节 功能失调性子宫出血患者的护理

功能失调性子宫出血简称功血,为妇科常见病。它是由于调节生殖系统的神经内分泌机制失常引起的异常子宫出血,而全身及内、外生殖器官无器质性病变存在。患者常表现为月经周期长短不一、经期延长、经量过多或不规则阴道出血。功血可分为排卵性功血和无排卵性功血两类,约85%的患者属无排卵性功血。功血可发生于月经初潮至绝经期间的任何年龄,约50%的患者发生于绝经前期,育龄期约占30%,青春期约占20%。

一、护理评估

(一)健康史

1.无排卵性功血

(1)青春期:与下丘脑-垂体-卵巢轴调节功能未健全有关,过度劳累、精神紧张、恐惧、忧伤、环境及气候改变等应激刺激,以及肥胖、营养不良等因素易导致下丘脑-垂体-卵巢轴调节功能紊乱,卵巢不能排卵。

(2)绝经过渡期:因卵巢功能衰退,卵巢对促性腺激素敏感性降低,卵泡在发育过程中因退行性变而不能排卵。

(3)生育期:可因内、外环境改变,如劳累、应激、流产、手术或疾病等引起短暂无排卵;亦可因肥胖、多囊卵巢综合征、高催乳素血症等因素长期存在,引起持续无排卵。

2.排卵性功血

黄体功能不足的原因在于神经内分泌调节功能紊乱,导致卵泡期卵泡刺激素缺乏,卵泡发育缓慢,雌激素分泌减少,正反馈作用不足,黄体生成素峰值不高,使黄体发育不全、功能不足。子宫内膜不规则脱落者,由于下丘脑-垂体-卵巢轴调节功能紊乱或黄体机制异常引起萎缩过程延长。

评估时注意了解患者的发病年龄、月经史、婚育史及发病诱因,有无性激素治疗不当及全身性出血性疾病史。

(二)身体状况

1.月经紊乱

(1)无排卵性功血:最常见的症状是子宫不规则性出血,特点是月经周期紊乱,经期长短不一,经量多少不定。可先有数周或数月停经,然后阴道流血,量较多,持续 2~3 周或更长时间,不易自止,无腹痛或其他不适。

(2)排卵性功血:黄体功能不足者月经周期缩短,月经频发(月经周期短于21 天),不易受孕或怀孕早期易流产;子宫内膜不规则脱落者月经周期正常,但经期延长,长达 9~10 天,多发生于产后或流产后。

2.贫血

因出血多或时间长,患者出现头晕、乏力、面色苍白等贫血征象。

3.体格检查

体格检查包括全身检查和妇科检查,排除全身性疾病及生殖器官器质性病变。

(三)心理-社会状况

青春期患者常因害羞而影响及时诊治,生育期患者因担心影响生育而焦虑,围绝经期患者因治疗效果不佳或怀疑为恶性肿瘤而焦虑、紧张、恐惧。

(四)辅助检查

1.诊断性刮宫

诊断性刮宫可了解子宫内膜反应、子宫内膜病变,达到止血的目的。不规则流血者可随时刮宫,用以止血。确定有无排卵或黄体功能,于月经前一天或者月经来潮 6 小时内做诊断性刮宫,无排卵性功血的子宫内膜呈增生期改变,黄体功能不足显示子宫内膜分泌不良。子宫内膜不规则脱落,于月经周期第 5~6 天进行诊断性刮宫,增生期与分泌期子宫内膜共存。

2.B超检查

B超检查了解子宫内膜厚度及生殖器官有无器质性改变。

3.血常规及凝血功能检查

了解有无贫血、感染及凝血功能障碍。

4.宫腔镜检查

直接观察子宫内膜,选择病变区进行活组织检查。

5.卵巢功能检查

判断卵巢有无排卵或黄体功能。

(五)处理要点

1.无排卵性功血

青春期和生育期患者以止血、调整周期、促排卵为原则。围绝经期患者以止血、防止子宫内膜癌变为原则。

2.排卵性功血

黄体功能不足的治疗原则是促进卵泡发育、刺激黄体功能及黄体功能替代,分别应用氯米芬、人绒毛膜促性腺激素和孕酮;子宫内膜不规则脱落的治疗原则是促使黄体及时萎缩,子宫内膜及时完整脱落,常用药物有孕激素和人绒毛膜促性腺激素。

二、护理问题

(一)潜在并发症

贫血。

(二)知识缺乏

缺乏性激素治疗的知识。

(三)有感染的危险

有感染的危险与经期延长、机体抵抗力下降有关。

(四)焦虑

焦虑与性激素使用及药物不良反应有关。

三、护理措施

(一)一般护理

患者体质往往较差,应加强营养,改善全身情况,可补充铁剂、维生素 C 和蛋白质。成人体内大约每 100 mL 血中含 50 mg 铁,行经期妇女,每天从食物中吸收铁 0.7～2.0 mg,经量多者应额外补充铁。向患者推荐含铁较多的食物如猪肝、胡萝卜、葡萄干等。按照患者的饮食习惯，为患者制订适合于个人的饮食计划，保证患者获得足够的营养。

(二)病情观察

观察并记录患者的生命体征、出量及入量，嘱患者保留出血期间使用的会阴垫及内裤，以便更准确地估计出血量。出血较多者，督促其卧床休息，避免过度疲劳和剧烈活动；贫血严重者，遵医嘱做好配血、输血、止血措施，执行治疗方案，维持患者正常血容量。

(三)对症护理

1.无排卵性功血

(1)止血：对于大量出血患者，要求在性激素治疗 8 小时内见效，24～48 小时内出血基本停止，若 96 小时以上仍不止血者，应考虑有器质性病变存在。

1)性激素止血。①雌激素：应用大剂量雌激素可迅速提高血内雌激素浓度，促使子宫内膜生长，短期内修复创面而止血，主要用于青春期功血。目前多选用妊马雌酮 2.5 mg 或己烯雌酚1～2 mg。②孕激素：适用于体内已有一定水平雌激素的患者。常用药物如甲羟孕酮或炔诺酮，用药原则同雌激素。③雄激素：拮抗雌激素、增加子宫平滑肌及子宫血管张力而减少出血，主要用于围绝经期功血患者的辅助治疗，可随时停用。④联合用药：止血效果优于单一药物，可用三合激素或口服短效避孕药，血止后逐渐减量。

2)刮宫术：止血及排除子宫内膜癌变，适用于年龄＞35 岁、药物治疗无效或存在子宫内膜癌高危因素的患者。

3)其他止血药：卡巴克洛和酚磺乙胺可减少微血管的通透性，氨基己酸、氨甲苯酸、氨甲环酸等可抑制纤维蛋白溶酶，有减少出血量的辅助作用，但不能赖以止血。

(2)调整月经周期：一般连续用药 3 个周期。在此过程中务必积极纠正贫血，加强营养，以改善体质。

1)雌、孕激素序贯疗法：通过模拟自然月经周期中卵巢的内分泌变化，将雌、孕激素序贯应用，使子宫内膜发生相应变化，引起周期性脱落。适用于青春期功血或生育期功血者，可诱发卵巢自然排卵。雌激素自月经来潮第 5 天开始用药，妊马雌酮 1.25 mg 或己烯雌酚 1 mg，每晚 1 次，连服 20 天，于服雌激素最后10 天加用甲羟孕酮每天 10 mg，两药同时用完，停药后 3～7 天出血。于出血第 5 天重复用药，一般连续使用 3 个周期。用药 2 个周期后，患者常能自发排卵。

2)雌、孕激素联合疗法:可周期性口服短效避孕药,适用于生育期功血、内源性雌激素水平较高者或绝经过渡期功血者。

3)后半周期疗法:于月经周期的后半周期开始(撤药性出血的第 16 天)服用甲羟孕酮,每天 10 mg,连服 10 天为 1 个周期,共 3 个周期为 1 个疗程。适用于青春期或绝经过渡期功血者。

(3)促排卵:适用于育龄期功血者。常用药物如氯米芬、人绒毛膜促性腺激素等。于月经第 5 天开始每天口服氯米芬 50 mg,连续 5 天,以促进卵泡发育。B 超监测卵泡发育接近成熟时,可大剂量肌内注射人绒毛膜促性腺激素 5 000 U 以诱发排卵。青春期不提倡使用。

(4)手术治疗:以刮宫术最常用,既能明确诊断,又能迅速止血。绝经过渡期出血患者激素治疗前宜常规刮宫,最好在子宫镜下行分段诊断性刮宫,以排除子宫内细微器质性病变。对青春期功血刮宫应持慎重态度。必要时行子宫次全切除或子宫切除术。

2.排卵性功血

(1)黄体功能不足。①黄体功能替代疗法:自排卵后开始每天肌内注射孕酮 10 mg,共 10~14 天,用以补充黄体分泌孕酮的不足。②黄体功能刺激疗法:通常应用人绒毛膜促性腺激素以促进及支持黄体功能。于基础体温上升后开始,隔天肌内注射人绒毛膜促性腺激素 1 000~2 000 U,共 5 次,可使血浆孕酮明显上升,随之正常月经周期恢复。③促进卵泡发育:于月经第 5 天开始,每晚口服氯米芬 50 mg,共 5 天。

(2)子宫内膜不规则脱落。①孕激素:自排卵后第 1~2 天或下次月经前 10~14 天开始,每天口服甲羟孕酮 10 mg,连续 10 天,有生育要求者可肌内注射孕酮。②人绒毛膜促性腺激素:用法同黄体功能不足。

3.性激素治疗的注意事项

(1)严格遵医嘱正确用药,不得随意停服或漏服,以免使用不当引起子宫出血。

(2)药物减量必须按规定在血止后开始,每 3 天减量 1 次,每次减量不超过原剂量的 1/3,直至维持量,持续用至血止后 20 天停药。

(3)雌激素口服可能引起恶心、呕吐等胃肠道反应,可于饭后或睡前服用;存在血液高凝倾向或血栓性疾病史者禁忌使用。

(4)雄激素用量过大可能出现男性化不良反应。

(四)预防感染

(1)测体温、脉搏。

(2)指导患者保持会阴部清洁,出血期间禁止盆浴及性生活。

(3)注意有无腹痛等生殖器官感染征象。

(4)按医嘱使用抗生素。

(五)心理护理

注意情绪调节,避免过度紧张与精神刺激。特别是青春期少女,父母不仅要关注女孩的学习状况与膳食状况,还要重视女孩的情绪变化,与其多沟通,了解其内心世界的变化,帮助其释放不良情绪,以使其保持相对稳定的精神-心理状态,避免情绪上的大起大落。

(六)健康指导

(1)宜清淡饮食,多食富含维生素 C 的新鲜瓜果、蔬菜。注意休息,保持心情舒畅。

(2)强调严格掌握雌激素的适应证,并合理使用,对更年期及绝经后妇女更应慎用,应用时间不宜过长,量不宜大,并应严密观察反应。

(3)月经期避免剧烈运动,禁止盆浴及性生活,保持会阴部清洁。

第二节　围绝经期综合征患者的护理

绝经是每一个妇女生命过程中必然发生的生理过程。绝经提示卵巢功能衰退,生殖功能终止,绝经过渡期是指围绕绝经前、后的一段时期,包括从绝经前出现与绝经有关的内分泌、生理学和临床特征起,至最后一次月经后一年。

围绝经期综合征以往称为更年期综合征,是指妇女在绝经前、后由于卵巢功能衰退、雌激素水平波动或下降所致的以自主神经功能紊乱为主,伴有神经心理症状的一组综合征。多发生于 45～55 岁,约 2/3 的妇女出现不同程度的低雌激素血症引发的一系列症状。绝经分为自然绝经和人工绝经。自然绝经是指卵巢内卵泡生理性耗竭所致的绝经;人工绝经是指双侧卵巢经手术切除或受放射线损坏导致的绝经,后者更易发生围绝经期综合征。

一、护理评估

(一)健康史

了解患者的发病年龄、职业、文化水平及性格特征,询问月经情况及生育史,有无卵巢切除或盆腔肿瘤放疗,有无心血管疾病及其他疾病病史。

(二)身体状况

1.月经紊乱

半数以上妇女出现2~8年无排卵性月经,表现为月经频发、不规则子宫出血、月经稀发(月经周期超过35天)以至绝经,少数妇女可突然绝经。

2.雌激素下降相关征象

(1)血管舒缩症状:主要表现为潮热、出汗,是血管舒缩功能不稳定的表现,是围绝经期综合征最突出的特征性症状。潮热起自前胸,涌向头颈部,然后波及全身。在潮红的区域患者感到灼热,皮肤发红,紧接着大量出汗。持续数秒至数分钟不等。此种血管功能不稳定可历时1年,有时长达5年或更长。

(2)精神神经症状:常有焦虑、抑郁、激动、喜怒无常、脾气暴躁、记忆力下降、注意力不集中、失眠多梦等症状。

(3)泌尿生殖系统症状:出现阴道干燥、性交困难及老年性阴道炎,排尿困难、尿频、尿急、尿失禁及反复发作的尿路感染。

(4)心血管疾病:绝经后妇女冠状动脉粥样硬化性心脏病(简称冠心病)、高血压和脑出血的发病率及死亡率逐渐增加。

(5)骨质疏松症:绝经后妇女约有25%患骨质疏松症,有腰酸背痛、腿抽搐、肌肉关节疼痛等症状。

3.体格检查

全身检查注意血压、精神状态、皮肤、毛发、乳房改变及心脏功能,妇科检查注意生殖器官有无萎缩、炎症及张力性尿失禁。

(三)心理-社会状况

因家庭和社会环境的变化或绝经前曾有精神状态不稳定等,更易引起患者心情不畅、忧虑、多疑、孤独等。

(四)辅助检查

根据患者的具体情况不同,可选择血常规、尿常规、心电图、血脂检查、B超、宫颈刮片及诊断性刮宫等检查。

(五)处理要点

1.一般治疗

加强心理治疗及体育锻炼,补充钙剂,必要时选用镇静剂、谷维素。

2.激素替代疗法

补充雌激素是关键,可改善患者症状、提高生活质量。

二、护理问题

(一)自我形象紊乱

自我形象紊乱与对疾病不正确认识及精神神经症状有关。

(二)知识缺乏

缺乏性激素治疗相关知识。

三、护理措施

(一)一般护理

改善饮食,摄入高蛋白质、高维生素、高钙饮食,必要时可补充钙剂,能延缓骨质疏松症的发生,达到抗衰老的效果。

(二)病情观察

(1)观察月经改变情况,注意经量、周期、经期有无异常。

(2)观察面部潮红时间和程度。

(3)观察血压波动、心悸、胸闷及情绪变化。

(4)观察骨质疏松症的影响,如关节酸痛、行动不便等。

(5)观察情绪变化,如情绪不稳定、易怒、易激动、多言多语、记忆力下降。

(三)用药护理

指导应用性激素。

1.适应证

主要用于治疗雌激素缺乏所致的潮热多汗、精神症状、老年性阴道炎、尿路感染,预防存在高危因素的心血管疾病、骨质疏松症等。

2.药物选择及用法

在医师指导下使用,尽量选用天然性激素,剂量个体化,以最小有效量为佳。

3.禁忌证

原因不明的子宫出血、肝胆疾病、血栓性静脉炎及乳腺癌等。

4.注意事项

(1)雌激素剂量过大可引起乳房胀痛、白带增多、头痛、水肿、色素沉着、体重增加等,可酌情减量或改用雌三醇。

(2)用药期间可能发生异常子宫出血,多为突破性出血,但应排除子宫内膜癌。

(3)较长时间的口服用药可能影响肝功能,应定期复查肝功能。

(4)单一雌激素长期应用可使子宫内膜癌危险性增加,雌、孕激素联合用药能够降低风险。

(5)坚持体育锻炼,多参加社会活动;定期健康体检,积极防治围绝经期妇女常见病。

(四)心理护理

使患者及其家属了解围绝经期是必然的生理过程,向其介绍减轻压力的方法,改变患者的认知、情绪和行为,使其正确评价自己。

(五)健康指导

(1)向围绝经期妇女及其家属介绍绝经是一个生理过程,绝经发生的原因及绝经前、后身体将发生的变化,帮助患者消除因绝经变化产生的恐惧心理,并对将发生的变化做好心理准备。

(2)介绍绝经前、后减轻症状的方法,适当的摄取钙质和维生素 D;坚持锻炼如散步、骑自行车等。合理安排工作,注意劳逸结合。

(3)定期普查,更年期妇女最好半年至一年进行 1 次体格检查,包括妇科检查和防癌检查,有选择地做内分泌检查。

(4)绝经前行双侧卵巢切除术者,宜适时补充雌激素。

第三节　胎膜早破患者的护理

胎膜早破是指在临产前胎膜自然破裂。它是常见的分娩期并发症,妊娠满37 周的发生率为 10%,妊娠不满 37 周的发生率为 2%～3.5%。胎膜早破可引起早产及围生儿死亡率增加,亦可导致孕产妇宫内感染率和产褥期感染率增加。

一、病因

一般认为胎膜早破与以下因素有关,常为多因素所致。

(一)上行感染

可由生殖道病原微生物上行感染,引起胎膜炎,使胎膜局部张力下降而破裂。

(二)羊膜腔压力增高

羊膜腔压力增高常见于多胎妊娠、羊水过多等。

(三)胎膜受力不均

胎先露高浮、头盆不称、胎位异常可使胎膜受压不均导致破裂。

(四)营养因素

缺乏维生素 C、锌及铜,可使胎膜张力下降而破裂。

(五)宫颈内口松弛

常因手术创伤或先天性宫颈组织薄弱,宫颈内口松弛,胎膜进入扩张的宫颈或阴道内,导致感染或受力不均,而使胎膜破裂。

(六)细胞因子

白细胞介素-1、白细胞介素-6、白细胞介素-8、肿瘤坏死因子-α 升高,可激活溶酶体酶,破坏羊膜组织,导致胎膜早破。

(七)机械性刺激

创伤或妊娠后期性交也可导致胎膜早破。

二、临床表现

(一)症状

孕妇突感有较多液体自阴道流出,有时可混有胎脂及胎粪,无腹痛等其他产兆,当咳嗽、打喷嚏等腹压增加时,羊水可少量间断性排出。

(二)体征

肛诊或阴检时,触不到羊膜囊,上推胎儿先露部可见到羊水流出。如伴羊膜腔感染时,可有臭味,并伴有发热、母儿心率增快、子宫压痛,以及白细胞计数增多、C 反应蛋白升高。

三、对母儿的影响

(一)对母亲的影响

胎膜早破后,生殖道病原微生物易上行感染,通常感染程度与破膜时间有关。羊膜腔感染易发生产后出血。

(二)对胎儿的影响

胎膜早破经常诱发早产,早产儿易发生呼吸窘迫综合征。羊膜腔感染时,可引起新生儿吸入性肺炎,严重者发生败血症、颅内感染等。脐带受压、脐带脱垂时可致胎儿窘迫。胎膜早破发生的孕周越小,胎肺发育不良发生率越高,围生儿死亡率越高。

四、处理原则

预防感染和脐带脱垂,如有感染、胎儿宫内窘迫征象,及时行剖宫产终止妊娠。

五、护理

(一)护理评估

1.病史

询问病史,了解是否有发生胎膜早破的病因,确定具体胎膜早破的时间、妊娠周数,是否有宫缩、见红等产兆,是否出现感染征象,是否出现胎儿宫内窘迫征象。

2.身心状况

观察孕妇阴道流液的色、质、量,是否有气味。孕妇常可能因为不了解胎膜早破的原因,而对不可自控的阴道流液形成恐慌,可能担心自身与胎儿的安危。

3.辅助检查

(1)阴道流液的 pH 测定:正常阴道液 pH 为 4.5～5.5,羊水 pH 为 7.0～7.5。若 pH＞6.5,提示胎膜早破,准确率为 90％。

(2)肛查或阴道窥阴器检查:肛查时未触到羊膜囊,上推胎儿先露部,有羊水流出。阴道窥阴器检查时见液体自宫口流出或可见阴道后穹隆有较多混有胎脂和胎粪的液体。

(3)阴道液涂片检查:阴道液置于载玻片上,干燥后镜检可见羊齿植物叶状结晶为羊水,准确率为 95％。

(4)羊膜镜检查:可直视胎先露部,看不到前羊膜囊,即可诊断。

(5)胎儿纤连蛋白测定:胎儿纤连蛋白是胎膜分泌的细胞外基质蛋白。当宫颈及阴道分泌物内胎儿纤连蛋白含量>0.05 mg/L时,胎膜抗张能力下降,易发生胎膜早破。

(6)超声检查:羊水量减少可协助诊断,但不可确诊。

(二)护理诊断

(1)有感染的危险:与胎膜破裂后,生殖道病原微生物上行感染有关。

(2)知识缺乏:缺乏预防和处理胎膜早破的知识。

(3)有胎儿受伤的危险:与脐带脱垂、早产儿肺部发育不成熟有关。

(三)护理目标

(1)孕妇无感染征象发生。

(2)孕妇了解胎膜早破的知识如突然发生胎膜早破,能够及时进行初步应对。

(3)胎儿无并发症发生。

(四)护理措施

1.预防脐带脱垂的护理

胎膜早破并胎先露未衔接的孕妇绝对卧床休息,多采用左侧卧位,注意抬高臀部防止脐带脱垂造成胎儿宫内窘迫。注意监测胎心变化,进行肛查或阴检时,确定有无隐性脐带脱垂,一旦发生,立即通知医师,并于数分钟内结束分娩。

2.预防感染

保持床单位清洁。使用无菌的会阴垫垫于外阴处,勤于更换,保持清洁干燥,防止上行感染。更换会阴垫时观察羊水的色、质、量、气味等。嘱孕妇保持外阴清洁,每天对其会阴擦洗2次。同时观察产妇的生命体征、血生化指标,了解是否存在感染征象。按医嘱一般破膜>12小时给予抗生素防止感染。

3.监测胎儿宫内情况

密切观察胎心率的变化,嘱孕妇自测胎动。如有混有胎粪的羊水流出,即为胎儿宫内缺氧的表现,应及时予以吸氧,左侧卧位,并根据医嘱做好相应的护理。

若胎膜早破孕周<35周者,根据医嘱给予地塞米松促进胎肺成熟;若孕周<37周并已临产,或孕周>37周、胎膜早破>12小时后仍未临产者,可根据医嘱尽快结束分娩。

4.健康教育

孕期时为孕妇讲解胎膜早破的定义与原因,并强调孕期卫生保健的重要性。指导孕妇,如出现胎膜早破现象,无须恐慌,应立即平卧,及时就诊。孕晚期禁止性交,避免腹部碰撞或增加腹压。指导孕期补充足量的维生素和锌、铜等微量元素。如宫颈内口松弛者,应多卧床休息,并遵医嘱根据需要于孕 14～16 周时行宫颈环扎术。

第四节 胎儿窘迫患者的护理

胎儿窘迫是指孕妇、胎儿、胎盘等各种原因引起的胎儿宫内缺氧,可影响胎儿健康甚至危及生命。胎儿窘迫是一种综合征,主要发生在临产过程,也可发生在妊娠后期,发生在临产过程者,可以是妊娠后期的延续和加重。

一、病因

胎儿窘迫的病因涉及多方面,可归纳为三大类。

(一)母体因素

妊娠妇女患有高血压疾病、慢性肾炎、妊娠高血压综合征、重度贫血、心脏病、肺源性心脏病、高热、吸烟、产前出血性疾病和创伤、急产或子宫不协调性收缩、缩宫素使用不当、产程延长、子宫过度膨胀、胎膜早破等;或者产妇长期仰卧位,镇静药、麻醉药使用不当等。

(二)胎儿因素

胎儿心血管系统功能障碍、胎儿畸形,如严重的先天性心血管疾病、母婴血型不合引起的胎儿溶血、胎儿贫血、胎儿宫内感染等。

(三)脐带、胎盘因素

脐带因素有长度异常、缠绕、打结、扭转、狭窄、血肿、帆状附着;胎盘因素有植入异常、形状异常、发育障碍、循环障碍等。

二、病理生理

胎儿窘迫的基本病理生理变化是由缺血、缺氧引起的一系列变化。缺氧早期或者一过性缺氧时,机体主要通过减少胎盘和自身耗氧量代偿,胎儿则通过减少对肾与下肢血供等方式来保证心脑血流量,不产生严重的代偿障碍及器官损害。缺氧严重则可引起严重的并发症。缺氧初期通过自主神经反射兴奋交感神经,使肾上腺儿茶酚胺及皮质醇分泌增多,引起血压上升及心率加快。此时胎儿的大脑、肾上腺、心脏及胎盘血流增加,而肾、肺、消化系统等血流减少,出现羊水减少、胎儿发育迟缓等。若缺氧继续加重,则转为兴奋迷走神经,血管扩张,有效循环血量减少,主要器官的功能由于血流不能保证而受损,于是胎心率减慢。缺氧继续发展下去可引起严重的器官功能损害,尤其可以引起缺血缺氧性脑病甚至胎死宫内。此过程基本是低氧血症至缺氧,然后至代谢性酸中毒,主要表现为胎动减少、羊水少、胎心监护基线变异差、出现晚期减速甚至呼吸抑制。由于缺氧时肠蠕动加快,肛门括约肌松弛会引起胎粪排出。此过程可以形成恶性循环,加重母体及胎儿的危险。不同原因引起的胎儿窘迫表现过程可以不完全一致,所以应加强监护、积极评价、及时发现高危征象并积极处理。

三、临床表现

胎儿窘迫的主要表现为胎心音改变、胎动异常及羊水胎粪污染或羊水过少,严重者胎动消失。根据其临床表现,胎儿窘迫可以分为急性胎儿窘迫和慢性胎儿窘迫。急性胎儿窘迫多发生在分娩期,主要表现为胎心率加快或减慢;宫缩应激试验或者催产素激惹试验等出现频繁的晚期减速或变异减速;羊水胎粪污染和胎儿头皮血 pH 下降,出现酸中毒。羊水胎粪污染可以分为三度:Ⅰ度羊水呈浅绿色;Ⅱ度羊水呈黄绿色,浑浊;Ⅲ度羊水呈棕黄色,稠厚。慢性胎儿窘迫发生在妊娠末期,常延续至临产并加重,主要表现为胎动减少或消失、无应激试验基线平直、胎儿发育受限、胎盘功能减退、羊水胎粪污染等。

四、处理原则

急性胎儿窘迫者应积极寻找原因并给予及时纠正。若宫颈未完全扩张、胎儿窘迫情况不严重者,给予吸氧,嘱产妇左侧卧位,若胎心率变为正常,可继续观察;若宫口开全、胎先露部已达坐骨棘平面以下 3 cm 者,应尽快助产经阴道娩出胎儿;若因缩宫素使宫缩过强造成胎心率减慢者,应立即停止使用,继续观察,病情紧迫或经上述处理无效者立即剖宫产结束分娩。慢性胎儿窘迫者应根据妊娠周、胎儿成熟度和窘迫程度决定处理方案。首先应指导妊娠妇女采取左侧卧位,间断吸氧,积极治疗各种并发症,密切监护病情变化。若无法改善,则应在促使胎儿成熟后迅速终止妊娠。

五、护理评估

(一)健康史

了解妊娠妇女的年龄、生育史、内科疾病史(如高血压疾病、慢性肾炎、心脏病等);了解本次妊娠经过,如妊娠高血压综合征、胎膜早破、子宫过度膨胀(如羊水过多和多胎妊娠);了解分娩经过,如产程延长(特别是第二产程延长)、缩宫素使用不当。了解有无胎儿畸形、胎盘功能的情况。

(二)身心状况

胎儿窘迫时,妊娠妇女自感胎动增加或停止。在窘迫的早期可表现为胎动过频(每 24 小时＞20 次);若缺氧未纠正或加重,则胎动转弱且次数减少,进而消失。胎儿轻微或慢性缺氧时,胎心率加快(＞160 次/分);若长时间或严重缺氧则会使胎心率减慢,若胎心率＜100 次/分则提示胎儿危险。胎儿窘迫时主要评估羊水量和性状。

孕产妇夫妇因为胎儿的生命遭遇危险而产生焦虑,对需要手术结束分娩会产生犹豫、无助感。对于胎儿不幸死亡的孕产妇夫妇,其感情上受到强烈的创伤,通常会经历否认、愤怒、抑郁、接受的过程。

(三)辅助检查

1.胎盘功能检查

出现胎儿窘迫的妊娠妇女一般 24 小时尿雌三醇值急骤减少 30％～40％,或于妊娠末期连续多次测定在每 24 小时 10 mg 以下。

2.胎心监测

胎动时胎心率加速不明显,基线变异率＜3 次/分,出现晚期减速、变异减速等。

3.胎儿头皮血血气分析

pH＜7.20。

六、护理诊断/诊断问题

(一)气体交换受损(胎儿)

气体交换受损(胎儿)与胎盘子宫的血流改变、血流中断(脐带受压)或血流速度减慢(子宫-胎盘功能不良)有关。

(二)焦虑

焦虑与胎儿宫内窘迫有关。

(三)预期性悲哀

预期性悲哀与胎儿可能死亡有关。

七、预期目标

(1)胎儿情况改善,胎心率在 120～160 次/分。

(2)妊娠妇女能运用有效的应对机制控制焦虑。

(3)产妇能够接受胎儿死亡的现实。

八、护理措施

(1)妊娠妇女左侧卧位,间断吸氧。严密监测胎心变化,一般每 15 分钟听 1 次胎心或进行胎心监护,注意胎心变化。

(2)为手术者做好术前准备,如宫口开全、胎先露部已达坐骨棘平面以下 3 cm者,应尽快阴道助产娩出胎儿。

(3)做好新生儿抢救和复苏的准备。

(4)心理护理:①向孕产妇提供相关信息,包括医疗措施的目的、操作过程、预期结果及孕产妇需做的配合;将真实情况告知孕产妇,有助于其减轻焦虑,也可帮助产妇面对现实。必要时陪伴产妇,对产妇的疑虑给予适当的解释。②对于胎儿不幸死亡的父母亲,护理人员可安排一个远离其他婴儿和产妇的单人房间,陪伴他们或安排家人陪伴他们,勿让其独处;鼓励其诉说悲伤,接纳其哭泣及抑郁的情绪,陪伴在旁提供支持及关怀;若他们愿意,护理人员可让他们看看死婴并同意他们为死婴做一些事情,包括沐浴、更衣、命名、拍照或举行丧礼,但事先应向他们描述死婴的情况,使之有心理准备。解除"否认"的态度而进入下一个阶段,提供足印卡、床头卡等作为纪念,帮助他们使用适合自己的压力应对技巧和方法。

九、结果评价

(1)胎儿情况改善,胎心率在 120～160 次/分。

(2)妊娠妇女能运用有效的应对机制来控制焦虑,叙述心理和生理上的感受。

(3)产妇能够接受胎儿死亡的现实。

第五节 羊水栓塞患者的护理

羊水栓塞是指在分娩过程中,羊水突然进入母体血循环而引起的急性肺栓塞、休克和弥散性血管内凝血(disseminated intravascular coagulation,DIC)、肾衰竭和猝死的严重分娩并发症。其起病急、病情凶险,是造成孕产妇死亡的重要原因之一,发生于足月分娩者死亡率高达 70%～80%,也可发生在妊娠早、中期的流产,但病情较轻,死亡率较低。

一、病因

羊水栓塞是由污染羊水中的有形物质(胎儿毳毛、角化上皮、胎脂、胎粪)进入母体血循环引起,通常有以下几个原因。

(1)羊膜腔内压力增高(子宫收缩过强),胎膜与宫颈壁分离或宫颈口扩张引起宫颈黏膜损伤时,静脉血窦开放,羊水进入母体血循环。

(2)宫颈裂伤、子宫破裂、前置胎盘、胎盘早剥或剖宫产术中羊水通过病理性开放的子宫血窦进入母体血循环。

(3)羊膜腔穿刺或钳刮术时子宫壁损伤处静脉窦也可以成为羊水进入母体的通道。

二、病理生理

近年来研究认为,羊水栓塞主要是变态反应。羊水进入母体循环后,通过阻塞肺小血管,引起变态反应而导致凝血机制异常,使机体发生一系列的病理生理变化。

(一)肺动脉高压

羊水内的有形物质如胎儿毳毛、胎脂、胎粪、角化上皮细胞等直接形成栓子。一方面,羊水的有形物质激活凝血系统,使小血管内形成广泛的血栓而阻塞肺小血管,反射性引起迷走神经兴奋,使肺小血管痉挛加重。另一方面,羊水内的有形物质经肺动脉进入肺循环,阻塞小血管,引起肺内小支气管痉挛,支气管内分泌物增加,使肺通气、换气量减少,反射性地引起肺小血管痉挛,肺小管阻塞而引起肺动脉压增高,导致急性右心衰竭,继而发生呼吸和循环功能衰竭、休克,甚至死亡。

(二)变应性休克

羊水中的有形物质成为致敏原,作用于母体,引起变态反应所导致的变应性休克,多在羊水栓塞后立即出现血压骤降甚至消失,甚至心、肺功能衰竭的表现。

(三)DIC

妊娠时母体血液呈高凝状态。羊水中含有的大量促凝物质可激活母体凝血系统,进入母血循环后,在血管内产生大量的微血栓,消耗大量的凝血因子和纤维蛋白原,从而导致 DIC。同时纤维蛋白原下降时,可激活纤溶系统,由于大量凝血物质的消耗和纤溶系统的激活,产妇血液系统由高凝状态转变为纤溶亢进,血液不凝固,极易发生严重的产后出血及失血性休克。

(四)急性肾衰竭

由于休克和 DIC,导致肾脏急剧缺血,进一步发生肾衰竭。

三、临床表现

(一)症状

羊水栓塞起病急骤、来势凶险,多发生于分娩过程中,尤其发生在胎儿娩出前后的短时间内。临床经过可分为以下 3 个阶段。

1.急性休克期

在分娩过程中,尤其是刚破膜不久,产妇突然出现寒战、烦躁不安、气急、恶心、呕吐等先兆症状,继而出现呛咳、呼吸困难、发绀、抽搐、昏迷,迅速出现循环衰竭,进入休克或昏迷状态。病情严重者仅在数分钟内死亡。

2.出血期

患者度过呼吸、循环衰竭和休克而进入凝血功能障碍阶段,表现为难以控制的大量出血,血液不凝,身体其他部位出血如切口渗血、全身皮肤黏膜出血、血尿、消化道大出血或肾脏出血,产妇可死于出血性休克。

3.急性肾衰竭

后期存活的患者出现少尿、无尿和尿毒症的症状,主要为循环功能衰竭引起的肾脏缺血,DIC 早期形成的血栓堵塞肾内小血管,引起肾脏缺血、缺氧,导致肾脏器质性损害。

(二)体征

心率增快,血压骤降,肺部听诊可闻及湿啰音。全身皮肤黏膜有出血点及瘀斑,阴道流血不止,切口渗血不凝。

四、处理原则

及时处理,立即抢救,抗过敏,纠正呼吸、循环系统衰竭和改善低氧血症,抗休克,防止 DIC 和肾衰竭的发生。

五、护理

(一)护理评估

1.病史

评估发生羊水栓塞临床表现的各种诱因,有无胎膜早破或人工破膜,前置胎盘或胎盘早剥,宫缩过强或强直性宫缩,中期妊娠引产或钳刮术,羊膜腔穿刺术等病史。

2.身心状况

胎膜破裂后,胎儿娩出后或手术中产妇突然出现寒战、呛咳、气急、烦躁不安、尖叫、呼吸困难、发绀、抽搐、出血不凝、不明原因休克等症状和体征,血压下降或消失,应考虑为羊水栓塞,立即进行抢救。

3.辅助检查

(1)血涂片查找羊水有形物质:采集下腔静脉血,镜检见到羊水有形成分可确诊。

(2)床旁胸部 X 线检查:可见肺部双侧弥漫性点状、片状浸润影,沿肺门分布,伴轻度肺不张和右心扩大。

(3)床旁心电图或心脏彩色多普勒超声检查:提示有心房、心室扩大,ST 段下降。

(4)若患者死亡,行尸检时,可见肺水肿、肺泡出血。心内血液查到有羊水有形物质,肺小动脉或毛细血管有羊水有形成分栓塞,子宫或阔韧带血管内查到羊水有形物质。

(二)护理诊断

(1)气体交换受损:与肺血管阻力增加、肺动脉高压、肺水肿有关。

(2)组织灌注无效:与 DIC 及失血有关。

(3)有胎儿窘迫的危险:与羊水栓塞、母体血循环受阻有关。

(三)护理目标

(1)实施抢救后,患者胸闷、气急、呼吸困难等症状有所改善。

(2)患者心率、血压恢复正常,出血量减少,肾功能恢复正常。

(3)新生儿无生命危险。

(四)护理措施

1.羊水栓塞的预防

加强产前检查,及时注意有无诱发因素,及时发现前置胎盘、胎盘早剥等并发症并予以积极处理。严密观察产程进展情况,正确掌握缩宫素的使用方法,防止宫缩过强。严格掌握人工破膜的指征和时间,宜在宫缩间歇期行人工破膜术,破口要小,并注意控制羊水流出的速度。

2.配合医师,并积极抢救患者

(1)吸氧:最初阶段是纠正缺氧。给予患者半卧位,加压给氧,必要时给予气管插管或者气管切开,减轻肺水肿,改善脑缺氧。

(2)抗过敏:根据医嘱,尽快给予大剂量肾上腺糖皮质激素抗过敏、解除痉挛,保护细胞。可给予地塞米松 20～40 mg 静脉推注,以后根据病情可静脉滴注维持;氢化可的松 100～200 mg 加入 5％～10％葡萄糖注射液 50～100 mL,快速静脉滴注,后予 300～800 mg 加入 5％葡萄糖注射液 250～500 mL,静脉滴注,日用上限可达 500～1 000 mg。

(3)缓解肺动脉高压:解痉药物能改善肺血流灌注,预防右心衰竭所致的呼吸循环衰竭。①首选盐酸罂粟碱,30～90 mg 加入 25％葡萄糖注射液 20 mL,缓慢推注,能松弛平滑肌,扩张冠状动脉、肺和脑动脉,降低小血管阻力。与阿托品合用扩张小动脉效果更佳。②使用阿托品,阿托品能阻断迷走神经反射所导致的肺血管和支气管痉挛。1 mg 阿托品加入 10％～25％葡萄糖注射液 10 mL,每 15～30 分钟静脉推注 1 次。直至症状缓解,微循环改善为止。③使用氨茶碱。氨茶碱具有松弛支气管平滑肌、解除肺血管痉挛的作用,250 mg 氨茶碱加入 25％葡萄糖注射液 20 mL,缓慢推注。④酚妥拉明为 α 肾上腺素能抑制剂,能解除肺血管痉挛,降低肺动脉阻力,消除肺动脉高压。可用 5～10 mg 加入 10％葡萄糖注射液 100 mL,静脉滴注。

(4)抗休克。①补充血容量、使用升压药物:扩容常使用低分子右旋糖酐静脉滴注,并且补充新鲜的血液和血浆。在抢救过程中,监测中心静脉压,了解心脏负荷情况,并据此调节输液量和输液速度。升压药物可用多巴胺 20 mg 加入 5％葡萄糖溶液 250 mL,静脉滴注,随时根据血压调节滴速。②纠正酸中毒:根据血氧分析和血清电解质结果,判断是否存在酸中毒。一旦发现,给予 5％碳酸氢钠 250 mL 静脉滴注。及时应用可纠正休克和代谢失调,并应根据血清电解质,及时纠正电解质紊乱。③纠正心力衰竭消除肺水肿:使用毛花苷 C 或毒毛花苷 K 静脉滴注。同时使用呋塞米静脉推注,有利于消除肺水肿,防止急性肾衰竭。

(5)防治 DIC:DIC 阶段应早期抗凝,补充凝血因子,及时输注新鲜血液和血浆、纤维蛋白原等;应用肝素,尤其在羊水栓塞时并且患者血液呈高凝状态时短期内使用。用药过程中监测出凝血时间,如使用肝素过量(凝血时间>30 分钟),则出现出血倾向,如伤口渗血、血肿、阴道流血不止等,可用鱼精蛋白对抗。

DIC 晚期纤溶时期,抗纤溶可使用氨基己酸、氨甲苯酸、氨甲环酸抑制纤溶激活酶,使纤溶酶原不被激活,从而抑制纤维蛋白溶解。抗纤溶的同时补充纤维蛋白原和凝血因子,防止大出血。

(6)预防肾衰竭:抢救的同时注意尿量,如补足血容量后仍然少尿或无尿,需要及时使用呋塞米等利尿剂,预防与治疗肾衰竭。

(7)预防感染:使用肾毒性较小的抗生素防止感染。

(8)产科处理:第一产程发病的产妇应立即考虑行剖宫产终止妊娠,去除病因。第二产程发病的产妇,及时行阴道助产结束分娩,并且密切观察出血量、出凝血时间等,如果发生产后出血不止,应及时配合医师,做好子宫切除术的准备。

3.提供心理支持

如果在发病抢救过程中,产妇神志清醒,应给予产妇鼓励,安抚其紧张和恐惧的心理,使其配合医师抢救;对于家属要表示理解和抚慰,向家属解释产妇的病情,争取家属的支持和配合。在产妇病情稳定的情况下,可允许家属探视并且陪伴产妇,同时,病情稳定的康复期,可与产妇和家属一起制订康复计划,适时地给予相应的健康教育。

第十一章

儿科常见疾病患者的护理

第一节 小儿手足口病患者的护理

一、疾病概述

(一)概念和特点

手足口病是肠道病毒引起的常见传染病之一,以婴幼儿发病为主。多数患儿表现为手、足、口腔等部位的皮疹、疱疹,大多预后良好。但少数患儿可表现为严重的中枢神经系统损害,引起神经源性肺水肿、无菌性脑膜炎、急性迟缓性麻痹等,病情进展迅速,病死率高。

(二)发病机制与相关病理生理

手足口病是肠道病毒包括柯萨奇病毒 A16 和肠道病毒 EV71 引起的小儿急性传染病,发病人群主要为婴幼儿、学龄前儿童,多发生于夏秋季。口腔溃疡性损伤和皮肤斑丘疹为手足口病的特征性病变。光镜下斑丘疹可见表皮内水疱,水疱内有中性粒细胞、嗜酸性粒细胞碎片,水疱周围上皮有细胞间和细胞内水肿,水疱下真皮有多种白细胞的混合型浸润。电镜下可见上皮细胞内有嗜酸性包涵体。脑膜脑炎表现为淋巴细胞性软脑膜炎,脑灰质和白质血管周围淋巴细胞、浆细胞浸润,局灶性出血和局灶性神经细胞坏死及胶质反应性增生。心肌炎表现为局灶性心肌细胞坏死,偶见间质淋巴细胞和浆细胞浸润。肺炎表现为弥漫性间质淋巴细胞浸润、肺泡损伤、肺泡内出血和透明膜形成,可见肺细胞脱落和增生,有片状肺不张。

(三)临床特点

手足口病的潜伏期多为 2~10 天,平均 3~5 天。

1.一般症状

急性起病,发热,口腔黏膜、手、足和臀部出现斑丘疹及疱疹,疱疹周围可有炎性红晕,疱内液体较少。可伴有咳嗽、流涕、食欲缺乏等症状。部分病例仅表现为皮疹或疱疹性咽峡炎。多在一周内痊愈,预后良好。

2.重症病例表现

少数病例(尤其是<3岁者)皮疹出现不典型,病情进展迅速,在发病1~5天出现脑膜炎、脑炎(以脑干脑炎最为凶险)、脑脊髓炎、肺水肿、循环障碍等,可留有后遗症。极少数病例病情危重,可致死亡。

(1)神经系统表现:精神差、嗜睡、易惊、头痛、呕吐、谵妄甚至昏迷;肢体抖动,肌阵挛、眼球震颤、共济失调、眼球运动障碍;无力或急性弛缓性麻痹;惊厥。查体可见脑膜刺激征、腱反射减弱或消失、巴氏征等病理征阳性。

(2)呼吸系统表现:呼吸浅促、呼吸困难或节律改变,口唇发绀,咳嗽,咳白色、粉红色或血性泡沫样痰液;肺部可闻及湿啰音或痰鸣音。

(3)循环系统表现:面色苍灰、皮肤花纹、四肢发凉,指(趾)发绀;出冷汗;毛细血管再充盈时间延长。心率增快或减慢,脉搏浅速或减弱甚至消失。

(四)辅助检查

1.血常规

白细胞计数正常或降低,病情危重者白细胞计数可明显升高。重症病例白细胞计数可明显升高($>15\times10^9$/L)或显著降低($<2\times10^9$/L),恢复期逐渐恢复正常。

2.血生化检查

部分病例可有轻度丙氨酸氨基转移酶、门冬氨酸氨基转移酶、肌酸激酶同工酶升高,病情危重者可有肌钙蛋白、血糖升高。C反应蛋白一般不升高。乳酸水平升高。

3.血气分析

轻症患者血气分析在正常范围。重症患者呼吸系统受累时可有动脉血氧分压降低、血氧饱和度下降,二氧化碳分压升高,代谢性酸中毒。

4.脑脊液检查

脑脊液外观清亮,压力增高,白细胞计数增多,多以单核细胞为主,蛋白正常或轻度增多,糖和氯化物正常。脑脊液病毒中和抗体滴度增高有助于明确诊断。

5.病原学检查

用组织培养分离肠道病毒是目前诊断的标准,但柯萨奇病毒A16、EV71等肠道病毒的特异性核酸是手足口病病原确认的主要方法。咽拭子、气道分泌物、疱疹液、粪便阳性率较高。

6.血清学检查

恢复期与急性期血清手足口病肠道病毒中和抗体 IgG 滴度 4 倍或 4 倍以上升高,证明手足口病病毒感染。

7.胸部放射学检查

胸部放射学检查可表现为双肺纹理增多,网格状、斑片状阴影,部分病例以单侧为著。

8.磁共振检查

神经系统受累者可有异常改变,以脑干、脊髓灰质损害为主。

9.脑电图检查

脑电图可表现为弥漫性慢波,少数可出现棘(尖)慢波。

10.心电图检查

心电图无特异性改变。少数病例可见窦性心动过速或过缓,Q-T 间期延长,ST-T 改变。

(五)治疗原则

1.普通病例

一般治疗:注意隔离,避免交叉感染。适当休息,清淡饮食,做好口腔和皮肤护理。

2.重症病例

(1)控制颅内高压,限制入量,积极给予甘露醇降颅压治疗,每次 0.5～1.0 g/kg,每 4～8 小时一次,20～30 分钟快速静脉注射。根据病情调整给药间隔时间及剂量。必要时加用呋塞米。

(2)保持呼吸道通畅,吸氧;呼吸衰竭者,尽早给予气管插管机械通气。

(3)早期抗休克处理:扩充血容量,10～20 mL/kg 快速静脉滴入,之后根据脑水肿、肺水肿的具体情况边补边脱,决定再次快速静脉滴入和 24 小时的需要量,及时纠正休克和改善循环。

(4)及时使用肾上腺糖皮质激素:可选用甲泼尼龙、氢化可的松、地塞米松。病情稳定后,尽早停用。

(5)掌握静脉注射免疫球蛋白的指征,建议应用指征:精神萎靡、抽搐、安静状态下呼吸频率超过 30 次/分;出冷汗、四肢发凉、皮肤花纹,心率增快＞140 次/分(按年龄)。

(6)合理应用血管活性药物,常用米力农注射液:维持量 $0.25\sim0.75\ \mu g/$(kg·min),一般使用不超过 72 小时。血压高者,控制血压,可用酚妥拉明 $2\sim5\ \mu g/(kg·min)$,或硝普钠 $0.5\sim8\ \mu g/(kg·min)$,一般由小剂量开始逐渐增加剂量,逐渐调整至合适剂量。如血压下降,低于同年龄正常下限时,停用血管扩张剂,可使用正性肌力及升压药物,如多巴胺、多巴酚丁胺、肾上腺素、去甲肾上腺素等。

(7)注重对症支持治疗:①降温。②镇静、止惊。③保护各器官功能:特别注意神经源性肺水肿、休克和脑疝的处理。④纠正水、电解质失衡。

(8)确保两条以上静脉通道通畅,监测呼吸、心率、血压和血氧饱和度,有条件者监测有创动脉血压。

二、护理评估

(一)流行病学史评估

注意当地流行情况,评估患儿病前 1 周内有无接触史。

(二)一般评估

注意患儿有无发热、拒食、流涎、口腔疼痛、呕吐、腹泻等症状,注意皮疹出现部位和演变,有无脑膜炎、脑炎及心肌炎症状。

(三)身体评估

注意手、足、臀及其他体表部位有无斑丘疹及疱疹,形状及大小,周围有无红晕及化脓感染。

注意唇、口腔黏膜有无红斑、疱疹及溃疡。有无局部淋巴结肿大。

(四)心理-社会评估

此病的患者多为小儿,评估小儿的状况,家长的关心和支持程度,家庭经济状况。

(五)辅助检查结果评估

白细胞计数及分类,咽拭子培养。疱疹如有继发感染,必要时取其内容物送涂片检查及细菌培养。咽拭子病毒分离;疱疹液以标记抗体染色检测病毒特异抗原,或采用聚合酶链式反应技术检测病毒 RNA。如有神经系统症状应做脑脊液常规、生化及病毒 RNA 检查。必要时取血清检测病毒抗体。疑有心肌炎者检查心电图。

三、护理诊断/问题

(一)潜在并发症

如神经源性肺水肿、心力衰竭。

(二)体温升高

体温升高与病毒感染有关。

(三)皮肤完整性受损

皮肤完整性受损与手、足、口腔黏膜、臀部存在疱疹有关。

(四)营养失调

低于机体需要量与口腔存在疱疹不易进食有关。

(五)有传播感染的可能

传播感染与病原体排出有关。

四、护理措施

(一)隔离要求

及时安置在负压隔离病房内进行单间隔离。严格执行消毒隔离措施,操作前后应严格洗手,做好手卫生。病房内每天以 600 mg/L 的含氯消毒剂对床及地面进行彻底消毒,医疗垃圾放入双层黄色垃圾袋中,外贴特殊标签,直接送至垃圾处理中心,不在其他地方中转。出院或转科后严格执行终末消毒。一旦诊断,医师应立即上报医院感染管理科,并留取大便标本备检。

(二)饮食护理

发热 1 周内应卧床休息,多饮开水。饮食宜给予营养丰富易消化的清淡、温凉的流质或半流质食物,如牛奶、米粥、面条等,禁食冰冷、辛辣等刺激性食物。意识障碍者暂禁食,逐渐改为鼻饲流质,最后过渡到半流质饮食。

(三)病情观察

密切观察患儿的病情变化,24 小时监测心率、血氧饱和度、呼吸及面色,常规监测体温并观察热型和变化趋势。同时注意观察发热与皮疹出现的顺序。评估患儿的意识,大多数患儿神经系统受损发生在病程早期。对于持续高热不退,早期仅出现皮疹,但 1 天后继发高热者需引起重视。

(四)对症护理

1.高热的护理

(1)体温超过 39 ℃且持续不退的患儿除给予布洛芬混悬液等退热药物外，还需以温水擦浴、冰袋或变温毯降温。使用变温毯时严密监测患儿生命体征，观察末梢循环，出现异常及时汇报医师。

(2)注意肢体保暖，防止冻伤，勤翻身，检查皮肤有无发红、发紫，衣被有无潮湿，防止压疮。

(3)遵医嘱给予抗病毒的药物。

2.口腔的护理

(1)每天 4 次口腔护理，常规的口腔护理用 0.05% 的醋酸氯己定清洗口腔，然后喷活性银喷雾剂(银尔通)，经口气管插管的患儿，采用口腔冲洗。

(2)患儿原有口腔疱疹时，极易出现口腔溃疡，若出现溃疡，可给予复方维生素 B_{12} 溶液(贯新克)喷溃疡处，促进伤口的愈合。

3.皮肤黏膜的护理

(1)保持皮肤及床单位干燥清洁，剪短患儿指(趾)甲，必要时包裹患儿双手，避免抓破皮疹，防止感染。

(2)臀部有皮疹时要保持臀部干燥清洁，避免皮疹感染。皮疹或疱疹已破裂者，局部皮肤可涂抹抗生素药膏或炉甘石洗剂。

(五)并发症的护理

1.神经系统

肠道病毒 EV71 具有嗜神经性，病毒在早期即可侵犯枢神经系统，因此应密切观察患儿入院后第 1～3 天的病情变化，重点观察患儿有无惊跳，以及其意识、瞳孔、生命体征、前囟张力、肢体活动等情况，注意有无精神差、嗜睡、烦躁、易呕吐等神经系统病变的早期症状和体征。患儿呕吐时应将其头偏向一侧，保持呼吸的通畅，及时清除口腔内的分泌物，防止误吸；观察呕吐物的性质，记录呕吐的次数、呕吐物的颜色及量。

2.循环系统

持续心电监护，注意有无心率增快或缓慢、血压升高或下降、中心静脉压过高或过低、尿量减少；观察有无面色苍白、四肢发凉、指(趾)甲发绀、毛细血管再充盈时间延长(＞2 秒)、冷汗、皮肤花纹；听诊有无心音低钝、奔马律及心包摩擦音等。立即报告医师，遵医嘱给予适当镇静，并遵医嘱给予强心、升压等处理，维持循环系统的稳定。

3.呼吸系统

严密观察呼吸形态、频率、节律,注意有无呼吸浅快、节律不规则、血氧饱和度下降、三凹征、鼻翼翕动等呼吸困难表现。神经源性肺水肿是手足口病常见的死亡原因,临床上以急性呼吸困难和进行性低氧血症为特征,早期仅表现为心率增快、血压升高、呼吸急促等非特异性表现,一旦出现面色苍白、发绀、出冷汗、双肺湿啰音、咳粉红色泡沫痰、严重低氧血症时应及时通知医师,备好各类急救用品,紧急气管内插管辅助呼吸。使用呼吸机可减轻心肺功能,缓解呼吸困难症状,早期的心肺功能支持可改善 EV71 感染患儿的预后。

(六)心理护理

由于患儿患病突然,尤其确诊后家长担心患儿的生命安全和后遗症的发生,故患儿及家长有一定的心理负担。患儿住隔离病室,限制探视,病情变化时及时跟家长沟通,评估患儿家长的心理承受能力,帮助家长树立信心,同时帮助家长接受现实,以取得家长的支持与配合。

五、护理效果评估

(1)患者的疱疹、斑丘疹消退,自感舒适。

(2)患者未发生并发症或发生但被及时发现和处理。

(3)患者的家属学会了如何进行皮肤的护理,并对疾病的预防知识有了一定的了解。

第二节　小儿腹泻患者的护理

一、护理评估

(一)健康史

应详细询问喂养史,是母乳喂养还是人工喂养,喂何种乳品,冲调浓度、喂哺次数及量,添加辅食及断奶情况。并了解当地有无类似疾病的流行。并注意患儿有无不洁饮食史、肠道内外感染、食物过敏史、外出旅游和气候变化史等。询问患儿腹泻开始时间,次数、颜色、性质、量、气味,是否伴随发热、呕吐、腹胀、腹痛及里急后重等症状。既往有无腹泻史、其他疾病史和长期服用广谱抗生素史等。

(二)身体状况

观察患儿生命体征,有无腹痛、里急后重、大便性状为松散或水样,密切观察患儿生命体征、体重、出入量、尿量、神志状态、营养状态,皮肤弹性、眼窝凹陷、口舌黏膜干燥、神经反射等脱水表现。并评估脱水的程度和性质,检查肛周皮肤有无发红、破损;了解大便常规、大便致病菌培养等实验室检查结果。

(三)心理-社会状况

腹泻是小儿的常见病、多发病,年龄越小发病率越高,特别是在贫困和卫生条件较差的地区,家长缺乏喂养及卫生知识是导致小儿易患腹泻的重要原因。故应了解患儿家长的心理状况及对疾病的病因、护理知识的认识程度,注意评估患儿家庭的经济状况、聚居条件、卫生习惯、家长的文化程度及家长对病因、护理知识的了解程度,认识疾病流行趋势。

(四)实验室检查

了解大便常规及致病菌培养等化验结果。分析血常规、红细胞计数、血清电解质、尿素氮、二氧化碳结合力等可了解体内酸碱平衡紊乱性质和程度。

二、护理诊断

(一)体液不足

体液不足与腹泻、呕吐丢失过多和摄入量不足有关。

(二)体温过高

体温过高与肠道感染有关。

(三)有皮肤黏膜完整性受损的危险

有皮肤黏膜完整性受损的危险与腹泻次数增多刺激臀部皮肤及尿布使用不当有关。

(四)知识缺乏(家长)

与喂养知识、卫生知识及腹泻患儿护理知识缺乏有关。

(五)营养失调

低于机体需要量与呕吐、腹泻等消化功能障碍有关。

(六)排便异常腹泻

排便异常腹泻与喂养不当、肠道感染或功能紊乱有关。

(七)腹泻

腹泻与喂养不当、感染导致胃肠道功能紊乱有关。

(八)有交叉感染的可能

交叉感染与免疫力低下有关。

(九)潜在并发症

1.酸中毒

酸中毒与腹泻丢失碱性物质及热能摄入不足有关。

2.低血钾

低血钾与腹泻、呕吐丢失过多和摄入不足有关。

三、护理目标

(1)患儿腹泻、呕吐、排便次数逐渐减少至正常,大便次数性状颜色恢复正常。

(2)患儿脱水、电解质紊乱纠正,体重恢复正常,尿量正常,获得足够的液体和电解质。

(3)体温逐渐恢复正常。

(4)住院期间患儿能保持皮肤的完整性,不再有红臀发生。

(5)家长能说出婴儿腹泻的病因、预防措施和喂养知识,能协助医护人员护理患儿。

(6)患儿不发生酸中毒、低血钾等并发症。

(7)避免交叉感染的发生。

(8)保证患儿营养的补充,患儿体重保持不减或有增加。

四、护理措施

新入院的患儿首先要测量体重,便于了解患儿脱水情况和计液量。以后每周测一次,了解患儿恢复和体重增长情况。

(一)体液不足的护理

1.口服补液疗法的护理

无脱水、轻中度脱水或呕吐不严重的患儿可采用口服方法,它能补充身体丢失的水分和盐,执行医嘱给予口服补液盐(oral rehydration salt,ORS)时应在4~6小时少量多次喂给患儿,同时可以随意喂水,ORS 一定用冷开水或温开水溶解。

(1)一般轻度脱水需 50~80 mL/kg,中度脱水需 80~100 mL/kg,于 8~12 小时将累积损失量补足;脱水纠正后,将余量用等量水稀释按病情需要随时口服。对于无脱水患儿,可在家进行口服补液的护理,可将 ORS 溶液加等量水稀释,每天 50~100 mL/kg,少量频服,以预防脱水(新生儿慎用),有明显腹胀、休克、心功能不全或其他严重并发症者及新生儿不宜采用口服补液。在口服补液过程中,如呕吐频繁或腹泻、脱水加重,应改为静脉补液。服用 ORS 溶液期间,应适当增加水分,以防高钠血症发生。

(2)护理中的注意事项:①向家长说明和示范口服液的配制方法。②向家长示范喂服方法:2 岁以下的患儿每 1~2 分钟喂 1 小勺约 5 mL,大一点的患儿可用杯子直接喝,如有呕吐,可停 10 分钟后再慢慢喂服(每 2~3 分钟喂一勺)。③对于在家进行口服补液的患儿,应指导家长病情观察方法。口服补液可一直应用到腹泻停止,并继续喂养一段时间。如病情不见好转或加重,应及时到医院就诊。④密切观察病情,如患儿出现眼睑浮肿应停止服用 ORS 液,改用白开水或母乳,水肿消退后再按无脱水的方案服用。4 小时后应重新估计患儿脱水状况,然后选择上述适当的方案继续治疗护理。

2.禁食、静脉补液

禁食、静脉补液适用于中度以上脱水,呕吐、泻重或腹胀的患儿。在静脉输液前协助医师取静脉血做钾、钠、氯、二氧化碳结合力等项目检查。

(1)第一天补液:①输液总量,按医嘱要求安排 24 小时的液体总量(包括累积损失量、继续损失量和生理需要量),并本着"急需先补、先快后慢、见尿补钾"的原则分批输入。如患儿烦躁不安,应检查原因,必要时可遵医嘱给予适量的镇静剂,如复方冬眠灵、10%水合氯醛,以防患儿因烦躁不安而影响静脉输液。一般轻度脱水 90~120 mL/kg,中度脱水 120~150 mL/kg,重度脱水 150~180 mL/kg。②溶液种类:根据脱水性质而定,若临床判断脱水困难,可先按等渗脱水处理。对于治疗前 6 小时内无尿的患儿,首先要在 30 分钟内给予输入2:1液,一定要记录输液后首次排尿时间,见尿后给予含钾液体。③输液速度:主要取决于脱水程度和继续损失的量与速度,遵循先快后慢的原则。明确每小时的输入量,一般茂菲氏滴管 14~15 滴为 1 mL,严格执行补液计划,保证输液量的准确,掌握好输液速度和补液原则。注意防止输液速度过速或过缓。注意输液是否通畅,保护好输液肢体,随时观察针头有无滑脱,局部有无红肿渗液及寒战发绀等全身输液反应。对重度脱水有明显周围循环障碍者应先快速扩容;累积损失量(扣除扩容液量)一般在前8~12小时内补完,每小时8~10 mL/kg;后12~16小时补充生理需要量和异常的损失量,每小时约5 mL/kg;若吐泻缓解,可酌情减少补液量或改为口服补液。④对于少数营养不良的患儿和伴心、肺疾病的患儿及新生儿应根据病情计算,每批液量一般减少20%,输液速度应在原有基础上减慢2~4小时,把累积丢失的液量由8小时延长到10~12小时输完。如有条件最好用输液泵,以便更精确地控制输液速度。

(2)第二天及以后的补液:脱水和电解质紊乱已基本纠正,主要补充生理需要量和继续损失量,可改为口服补液,一般生理需要量为每天60~80 mL/kg,用1/5张含钠液;继续损失量是丢多少补多少,用1/2~1/3张含钠液,将这两部分相加于12~24小时内均匀静脉滴注。

3.准确记录出入量

准确记录出入量是医师调整患儿输液质和量的重要依据。

(1)大便次数、量(估计)及性质、大便的气味、颜色、有无黏液、脓血等。留大便常规并做培养。

(2)呕吐次数、量、颜色、气味及呕吐与其他症状的关系,体现了患儿病情发展情况。比如呕吐加重但无腹泻;补液后脱水纠正由于呕吐次数增多而效果不满意,这时要及时报告医师,以及早发现肠道外感染或急腹症。

4.严密观察病情,细心做好护理

(1)注意观察生命体征:包括体温、脉搏、血压、呼吸、精神状况。若出现烦躁不安、脉率加快、呼吸加快等,应警惕是否输液速度过快,是否发生心力衰竭和肺水肿等情况。

(2)观察脱水情况:注意患儿的神志、精神、皮肤弹性、有无口渴,皮肤、黏膜干燥程度,眼窝及前囟凹陷程度,机体温度及尿量等临床表现,估计患儿脱水程度,同时要动态观察经过补充液体后脱水症状是否得到改善。如补液合理,患儿一般于补液后3~4小时应该排尿,此时说明血容量恢复,所以应注意观察和记录输液后首次排尿的时间、尿量。补液后24小时皮肤弹性恢复,眼窝凹陷消失,则表明脱水已被纠正。补液后眼睑出现浮肿,可能是钠盐过多;补液后尿多而脱水未能纠正,则可能是葡萄糖液补入过多,宜调整溶液中电解质比例。

(3)密切观察代谢性酸中毒的表现:中、重度脱水患多有不同程度的酸中毒,当pH下降、二氧化碳结合力在25%容积以下时,酸中毒表现明显。当患儿出现呼吸深长、精神萎靡、嗜睡,严重者意识不清、口唇樱红、呼吸有丙酮味,应准备碱性液,及时使用碱性药物纠正,应补充碳酸氢钠或乳酸钠。注意碱性液体有无漏出血管外,以免引起局部组织坏死。

(4)密切观察低血钾表现:常发现于输液后脱水纠正时,当发现患儿尿量异常增多,精神萎靡、全身乏力、不哭或哭声低下、吃奶无力、肌张力低下、反应迟钝、恶心呕吐、腹胀及听诊肠鸣音减弱或消失,呼吸频不规整,心电图显示 T 波平坦或倒置、U 波明显、S-T 段下移(或心律失常,提示有低血钾存在,应及时补充钾盐)等临床表现,及时报告医师,做血生化检查。如果是低血钾症,应遵医嘱调整液体中钾的浓度。补充钾时应按照见尿补钾的原则,严格掌握补钾的速度,绝不可作静脉推入,以免发生高血钾引起心搏骤停。一般按每天 3~4 mmol/kg(相当于氯化钾200~300 mg/kg)补给,缺钾明显者可增至 4~6 mmol/kg,轻度脱水时可分次口服,中、重度脱水时予以静脉滴入。并观察记录好治疗效果。

(5)密切观察有无低钙、低镁、低磷血症:当脱水和酸中毒被纠正时,大多表现有钙、磷缺乏,少数可有镁缺乏。低血钙或低血镁时表现为手足搐搦、惊厥;重症低血磷时出现嗜睡、精神错乱或昏迷,肌肉、心肌收缩无力(营养不良或佝偻病活动期患儿更甚),这时要及时报告医师。静脉缓慢注射 10%葡萄糖酸钙或深部肌内注射 25%硫酸镁。

(6)低钠血症:低钠血症多见于静脉输液停止后的患儿。这是因为患儿进食后水样便次数再次增多。主要表现为患儿前囟及眼窝凹陷、肢端凉、精神弱、尿少等。要及时报告医师要继续补充丢失液体。

(7)高钠血症:高钠血症出现在按医嘱禁食补液或口服补液后,患儿出现烦躁不安、口渴、尿少、皮肤弹性差,甚至惊厥。这时应报告医师,必要时取血查生化,待结果回报后根据具体情况调整液体的质和量。

(8)泌尿系统感染:患儿腹泻渐好,但仍发热,阵阵哭闹不安,此时要报告医师,根据医嘱留尿常规,并寻找感染病灶。并发泌尿系统感染的患儿多见于女婴,在护理和换尿布时一定要注意女婴患儿会阴部的清洁,防止上行性尿路感染。

5.计算液体出入量

24 小时液体入量包括口服液体和胃肠道外补液量。液体出量包括尿、大便和不显性失水。呼吸增快时,不显性失水增加 4~5 倍,体温每升高 1 ℃,不显性失水每小时增加 0.5 mL/kg;环境湿度大小可分别减少或增加不显性失水;体力活动增多时,不显性失水增加 30%。补液过程中,计算并记录 24 小时液体出入量是液体疗法护理工作的重要内容。婴幼儿大小便不易收集,可用"秤尿布法"

计算液体排出量。

(二)腹泻的护理

控制腹泻,防止继续失水。

1.调整饮食

根据世界卫生组织的要求对于轻中度脱水的患儿不必禁食,腹泻期间和恢复期适宜的营养对促进恢复、减少体重下降和生长停滞的程度、缩短腹泻后康复时间、预防营养不良非常重要。故腹泻脱水患儿除严重呕吐者暂禁食4~6小时(不禁水)外,均应继续喂养进食是必要的治疗与护理措施。但因同时存在着消化功能紊乱,故应根据患儿病情适当调整饮食,达到减轻胃肠道负担、恢复消化功能的目的。继续母乳喂养;人工喂养出生6个月以内的小儿,牛奶(或羊奶)应加米汤或水稀释,或用发酵奶(酸奶),也可用奶-谷类混合物,每天6次,以保证足够的热量。腹泻次数减少后,出生6个月以上的婴儿可用平常已经习惯的饮食,选用稀粥、面条,并加些熟的植物油、蔬菜、肉末等,但需由少到多,随着病情稳定和好转,逐渐过渡到正常饮食。幼儿应给一些新鲜、味美、碎烂、营养丰富的食物。病毒性肠炎多有双糖酶缺乏,应限制糖量,并暂停乳类喂养,改为豆制代用品或发酵奶,对牛奶和大豆过敏者应改用其他饮食,以减轻腹泻,缩短病程。腹泻停止后,继续给予营养丰富的饮食,并每天加餐1次,共2周,以赶上正常生长。双糖酶缺乏者,不宜用蔗糖,并暂停乳类。对于少数严重病例口服营养物质不能耐受者,应加强支持疗法,必要时全静脉营养。

2.控制感染

感染是引起腹泻的重要原因,细菌性肠炎需用抗生素治疗。病毒性肠炎用饮食疗法和支持疗法常可痊愈。严格消毒隔离,防止感染传播,按肠道传染病隔离,护理患儿前后要认真洗手,防止感染,遵医嘱给予抗生素治疗。

3.观察排便情况

注意大便的变化,观察记录大便次数、颜色、性状、气味、量,及时送检,并注意采集黏液脓血部分,作好动态比较,根据大便常规检验结果,调整治疗和输液方案,为输液方案和治疗提供可靠依据。

(三)发热的护理

(1)保持室内安静、空气新鲜、通风良好,保持室温在18~22℃,相对湿度为55%~65%,衣被适度,以免影响机体散热。

(2)让患儿卧床休息,限制活动量,有利于机体康复和减少并发症的发生。

多饮温开水或选择喜欢的饮料,以加快毒素排泄带走热量和降低体温。

(3)密切观察患儿体温变化,每 4 小时测体温 1 次,体温骤升或骤降时要随时测量并记录降温效果。体温超过 38.5 ℃时给予物理降温:温水擦浴;用 30%～50%的乙醇擦浴;冰枕、冷毛巾敷患儿前额,或冷敷腹股沟、腋下等大血管处;冷盐水灌肠。物理降温后 30 分钟测体温,并记录于体温单上。

(4)按医嘱给予抗感染药及解热药,并观察记录用药效果,药物降温后,密切观察,防止虚脱。

(5)患儿的衣服应在患儿出汗后及时擦干汗液,或者更换衣服,并注意保暖,在严重情况下给予吸氧,以免惊厥抽搐发生。

(6)加强口腔护理,鼓励多漱口,口唇干燥时可涂护唇油。

(四)维持皮肤完整

由于腹泻频繁,大便呈酸性或碱性,含有大量肠液及消化酶,臀部皮肤常处于被大便腐蚀的状态,容易发生肛门周围皮肤糜烂,严重者引起溃疡及感染,要注意每次换尿布大便后须用温水清洗臀部及肛周并吸干,局部皮肤发红处涂以 5%鞣酸软膏或 40%氧化锌油并按摩片刻,促进血液循环。应选用消毒软棉尿布并及时更换。避免使用不透气塑料布或橡皮布,防止尿布皮炎发生。局部有糜烂者可在便后用温水洗净后用灯泡照烤,待烤干局部渗液后,再涂紫草油或 1%龙胆紫效果更好。

(五)做好床边隔离

护理患儿前后均要认真洗手防止交叉感染。

(六)减轻患儿的恐惧

医护人员的检查、治疗应相对集中进行以减少患儿的哭闹,可根据患儿年龄给予不同玩具,减少其恐惧心理,若患儿哭闹不安影响静脉输液的顺利进行,必要时可根据医嘱适当应用镇静药物。

(七)对症治疗

腹胀明显者用肛管排气或肌内注射新斯的明。呕吐严重者针刺足三里、内关或肌内注射氯丙嗪等。

(八)注意口腔清洁

禁食患儿每天做口腔护理两次。由于长时间应用抗生素患儿可发生鹅口疮,如口腔黏膜有乳白色分泌物附着即为鹅口疮,可涂制霉菌素;若发生溃疡性口炎时可用3%过氧化氢(双氧水)洗净口腔后,涂复方甲紫(龙胆紫)、金霉素鱼肝油。

(九)恢复期患儿护理

(1)新入院患儿分室居住,预防交叉感染。

(2)患儿消化功能恢复时,逐渐增加奶的质和量,细心添加辅食,避免小儿腹泻再次复发。

(十)健康教育

(1)宣传母乳喂养的优点,鼓励母乳喂养,尤其是出生后最初数月及出生后每个夏天更为重要,避免在夏季断奶。按时逐步添加辅食,防止过食、偏食及饮食结构突然变动。人工喂养时应根据具体情况选用合适的代乳品。

(2)指导患儿家长配置和使用 ORS 溶液。

(3)注意饮食卫生,培养良好的卫生习惯;注意食物新鲜、干净,奶具、食具应定时煮沸消毒,避免肠道内感染。教育儿童养成饭前便后洗手,勤剪指甲的良好习惯。

(4)及时治疗营养不良、维生素 D 缺乏性佝偻病等,加强体格锻炼,适当进行户外活动。防止受凉或过热,营养不良,预防感冒,肺炎及中耳炎等并发症的发生,避免长期滥用广谱抗生素。

(5)气候变化时及时增减衣物,防止受凉或过热,冬天注意保暖,夏天多喝水。尤其应做好腹部的保暖。集体机构中如有腹泻的流行,应积极治疗患儿,做好消毒隔离工作,防止交叉感染。

第三节　小儿惊厥患者的护理

惊厥的病理生理基础是脑神经元的异常放电和过度兴奋,是由多种原因所致的大脑神经元暂时性功能紊乱的一种表现。患儿发作时全身或局部肌群突然发生阵挛或强直性收缩,多伴有不同程度的意识障碍。惊厥是小儿最常见的急症,有5%~6%的小儿曾发生过高热惊厥。

一、病因

小儿惊厥可由众多因素引起,凡能造成脑神经元兴奋性功能紊乱的因素,如脑缺氧、缺血、低血糖、脑炎症、水肿、中毒变性、坏死等,均可导致惊厥的发生。将其病因归纳为以下几类。

(一)感染性疾病

1.颅内感染性疾病

(1)细菌性脑膜炎、脑血管炎、颅内静脉窦炎。

(2)病毒性脑炎、脑膜脑炎。

(3)脑寄生虫病,如脑型肺吸虫病、脑型血吸虫病、脑囊虫病、脑棘球蚴病、脑型疟疾等。

(4)各种真菌性脑膜炎。

2.颅外感染性疾病

(1)呼吸系统感染性疾病。

(2)消化系统感染性疾病。

(3)泌尿系统感染性疾病。

(4)全身性感染性疾病及某些传染病。

(5)感染性病毒性脑病,脑病合并内脏脂肪变性综合征。

(二)非感染性疾病

1.颅内非感染性疾病

(1)癫痫。

(2)颅内创伤、出血。

(3)颅内占位性病变。

(4)中枢神经系统畸形。

(5)脑血管病。

(6)神经皮肤综合征。

(7)中枢神经系统脱髓鞘病和变性疾病。

2.颅外非感染性疾病

(1)中毒:如有毒动植物,氰化钠、铅、汞中毒,急性酒精中毒及各种药物中毒等。

(2)缺氧:如新生儿窒息,溺水,麻醉意外,一氧化碳中毒,心源性脑缺血综合征等。

(3)先天性代谢异常疾病:如苯酮尿症、黏多糖病、半乳糖血症、肝豆状核变性、尼曼-匹克病等。

(4)水电解质紊乱及酸碱失衡:如低血钙、低血钠、高血钠及严重代谢性酸中毒等。

(5)全身及其他系统疾病并发症:如系统性红斑狼疮、风湿病、肾性高血压脑病、尿毒症、肝性脑病、糖尿病、低血糖、胆红素脑病等。

(6)维生素缺乏症:如维生素 B_6 缺乏症、维生素 B_6 依赖症、维生素 B_1 缺乏性脑型脚气病等。

二、临床表现

(一)惊厥发作形式

1.强直-阵挛发作

发作时突然意识丧失,摔倒,全身强直,呼吸暂停,角弓反张,牙关紧闭,面色青紫,持续 10～20 秒,转入阵挛期;不同肌群交替收缩,致肢体及躯干有节律地抽动,口吐白沫(若咬破舌头可吐血沫)。逐渐呼吸恢复,但不规则,数分钟后肌肉松弛而缓解,可有尿失禁,然后入睡,醒后可有头痛、疲乏,对发作不能回忆。

2.肌阵挛发作

肌阵挛发作是指由于肢体或躯干的某些肌群突然收缩(或称电击样抽动),表现为头、颈、躯干或某个肢体快速抽搐。

3.强直发作

强直发作表现为肌肉突然强直性收缩,肢体可固定在某种不自然的位置持续数秒钟,躯干四肢姿势可不对称,面部强直表情,眼及头偏向一侧,睁眼或闭眼,瞳孔散大,可伴呼吸暂停,意识丧失,发作后意识较快恢复,不出现发作后嗜睡。

4.阵挛性发作

发作时全身性肌肉抽动,左右可不对称,肌张力可增高或减低,有短暂意识丧失。

5.限局性运动性发作

发作时无意识丧失,常表现为下列形式。

(1)某个肢体或面部抽搐:由于口、眼、手指在脑皮层运动区所代表的面积最大,因而这些部位最易受累。

(2)杰克逊(Jackson)癫痫发作:发作时大脑皮层运动区异常放电灶逐渐扩展到相邻的皮层区。抽搐也按皮层运动区对躯干支配的顺序扩展,如从面部抽搐开始→手→前臂→上肢→躯干→下肢。若进一步发展,可成为全身性抽搐,此时可有意识丧失。常提示颅内有器质性病变。

(3)旋转性发作:发作时头和眼转向一侧,躯干也随之强直性旋转,或一侧上肢上举,另一侧上肢伸直,躯干扭转等。

6.新生儿轻微惊厥

新生儿轻微惊厥是新生儿期常见的一种惊厥形式,发作时呼吸暂停,两眼斜视,眼睑抽搐,频频的眨眼动作,伴流涎、吸吮或咀嚼样动作,有时还出现上下肢类似游泳或蹬自行车样的动作。

(二)惊厥的伴随症状及体征

1.发热

发热为小儿惊厥最常见的伴随症状,如果是单纯性或复杂性高热惊厥患儿,于惊厥发作前均有 38.5 ℃,甚至 40 ℃以上高热。由上呼吸道感染引起者,还可有咳嗽、流涕、咽痛、咽部出血、扁桃体肿大等表现。如为其他器官或系统感染所致惊厥,绝大多数均有发热及其相关的症状和体征。

2.头痛及呕吐

头痛及呕吐为小儿惊厥常见的伴随症状之一,年长儿能正确叙述头痛的部位、性质和程度,婴儿常表现为烦躁、哭闹、摇头、抓耳或拍打头部。多伴有频繁喷射状呕吐,常见于颅内疾病及全身性疾病,如各种脑膜炎、脑炎、中毒性脑病、瑞氏综合征,颅内占位性病变等。同时还可出现程度不等的意识障碍,颈项抵抗,前囟饱满,脑神经麻痹,肌张力增高或减弱,克氏征、布鲁津斯基征及巴宾斯基征阳性等体征。

3.腹泻

如遇重度腹泻病,可致水、电解质紊乱及酸碱失衡,出现严重低钠或高钠血症,低钙、低镁血症,以及由于补液不当,造成水中毒也可出现惊厥。

4.黄疸

新生儿溶血症,当出现胆红素脑病时,不仅皮肤巩膜高度黄染,还可有频繁性惊厥;重症肝炎患儿,当肝衰竭时,出现惊厥前即可见到明显黄疸;在瑞氏综合征、肝豆状核变性等病程中,均可出现不等的黄疸,此类疾病初期或中末期均能出现惊厥。

5.水肿、少尿

各类肾炎或肾病为儿童时期常见多发病。水肿、少尿为该类疾病的首起表现,当其中部分患儿出现急、慢性肾衰竭,或肾性高血压脑病时,均可有惊厥。

6.智力低下

智力低下常见于新生儿窒息所致缺氧、缺血性脑病,颅内出血患儿,病初即有频繁惊厥,其后有不同程度的智力低下。智力低下亦见于先天性代谢异常疾病,如苯丙酮尿症、糖尿症等氨基酸代谢异常病。

三、诊断依据

(一)病史

了解惊厥的发作形式,持续时间,有无意识丧失,伴随症状,诱发因素及有关的家族史。

(二)体检

全面的体格检查,尤其是神经系统的检查,如神志、头颅、头围、囟门、颅缝、脑神经、瞳孔、眼底、颈抵抗、病理反射、肌力、肌张力、四肢活动等方面。

(三)实验室及其他检查

1.血尿粪常规

血白细胞计数显著增高,通常提示细菌感染。红细胞、血红蛋白计数很低,网织红细胞计数增高,提示急性溶血。尿蛋白及细胞数增高,提示肾炎或肾盂肾炎。粪镜检,排除痢疾。

2.血生化等检验

除常规查肝肾功能、电解质外,还应根据病情选择有关检验。

3.脑脊液检查

凡疑有颅内病变的惊厥患儿,尤其是怀疑颅内感染时,均应做脑脊液常规、生化、培养或有关的特殊化验。

4.脑电图

脑电图检查阳性率可达80%～90%。小儿惊厥,尤其无热惊厥,其中不少为小儿癫痫。脑电图上可表现为阵发性棘波、尖波、棘慢波、多棘慢波等多种波型。

5.计算机体层成像检查

疑有颅内器质性病变的惊厥患儿,应做脑计算机体层成像检查(computed tomography,CT)扫描,高密度影见于钙化、出血、血肿及某些肿瘤;低密度影常见于水肿、脑软化、脑脓肿、脱髓鞘病变及某些肿瘤。

6.磁共振成像检查

磁共振成像对脑、脊髓结构异常地反映较CT更敏捷,能更准确反映脑内病灶。

7.单光子计算机断层扫描检查

该检查可显示脑内不同断面的核素分布图像,对癫痫病灶、肿瘤定位及脑血管疾病提供诊断依据。

四、治疗

(一)止惊治疗

1.地西泮

地西泮剂量为每次 0.25~0.5 mg/kg,最大剂量不大于 10 mg,缓慢静脉注射,1 分钟不大于 1 mg。必要时可在 15~30 分钟后重复静脉注射一次,以后可口服维持。

2.苯巴比妥钠

新生儿首次剂量为 15~20 mg,静脉注射,维持量 3~5 mg/(kg·d)。婴儿、儿童首次剂量为 5~10 mg/kg,静脉注射或肌内注射,维持量 5~8 mg/(kg·d)。

3.水合氯醛

水合氯醛剂量为每次 50 mg/kg,加水稀释成 5%~10%溶液,保留灌肠。惊厥停止后改用其他镇静剂止惊药维持。

4.氯丙嗪

剂量为每次 1~2 mg/kg,静脉注射或肌内注射,2~3 小时后可重复 1 次。

5.苯妥英钠

每次 5~10 mg/kg,肌内注射或静脉注射。遇有"癫痫持续状态"时可给予 15~20 mg/kg,速度不超过 1 mg/(kg·min)。

6.硫苯妥钠

硫苯妥钠的作用为催眠,大剂量有麻醉作用。每次 10~20 mg/kg,稀释成 2.5%溶液肌内注射,也可缓慢静脉注射,边注射边观察,惊厥即停止注射。

(二)降温处理

1.物理降温

可用 30%~50%乙醇溶液擦浴;头部、颈、腋下、腹股沟等处可放置冰袋;亦可用冷盐水灌肠;或用低于体温 3~4 ℃的温水擦浴。

2.药物降温

一般用安乃近 5~10 mg/(kg·次),肌内注射,亦可用其滴鼻,>3 岁的患儿,每次 2~4 滴。

(三)降低颅内压

惊厥持续发作时,引起脑缺氧、缺血,易致脑水肿;如惊厥为颅内感染炎症引起,疾病本身即有脑组织充血水肿,颅内压增高,因而应及时应用脱水降颅内压治疗。常用20%甘露醇溶液 5~10 mL/(kg·次),静脉注射或快速静脉滴注(10 mL/min),6~8 小时重复使用。

(四)纠正酸中毒

惊厥频繁,或持续发作过久,可导致代谢性酸中毒,如血气分析发现患儿血pH<7.2,碱剩余为15 mmol/L时,可用5%碳酸氢钠3~5 mL/kg,稀释成1.4%的等张液静脉滴注。

(五)病因治疗

对惊厥患儿应通过病史了解,全面体检及必要的化验检查,争取尽快地明确病因,给予相应治疗。对可能反复发作的病例,还应制订预防复发的防治措施。

五、护理

(一)护理诊断

(1)有窒息的危险。

(2)有受伤的危险。

(3)潜在并发症:脑水肿、酸中毒、呼吸衰竭、循环衰竭。

(4)知识缺乏。

(二)护理目标

(1)不发生误吸或窒息,适当加以保护防止受伤。

(2)保护呼吸功能,预防并发症。

(3)患儿家长情绪稳定,能掌握止痉、降温等应急措施。

(三)护理措施

1.一般护理

(1)将患儿平放于床上,取头侧位。保持安静,治疗操作应尽量集中进行,动作轻柔敏捷,禁止一切不必要的刺激。

(2)保持呼吸道通畅:将患儿头侧向一边,及时清除呼吸道分泌物。有发绀者供给氧气,窒息时施行人工呼吸。

(3)控制高热:物理降温可用温水或冷水毛巾湿敷额头部,每 5~10 分钟更换 1 次,必要时用冰袋放在额部或枕部。

(4)注意安全,预防损伤,清理好周围物品,防止坠床和碰伤。

(5)协助做好各项检查,及时明确病因。根据病情需要,于惊厥停止后,配合医师作血糖、血钙或腰椎穿刺、血气分析及血电解质等针对性检查。

(6)加强皮肤护理:保持皮肤清洁干燥,衣、被、床单清洁、干燥、平整,以防皮肤感染及压疮的发生。

(7)心理护理:关心体贴患儿,处置操作熟练、准确,以取得患儿信任,消除其恐惧心理。说服患儿及家长主动配合各项检查及治疗,使诊疗工作顺利进行。

2.临床观察内容

(1)惊厥发作时,观察惊厥患儿抽搐的时间和部位,有无其他伴随症状。

(2)观察病情变化,尤其随时观察呼吸、面色、脉搏、血压、心音、心率、瞳孔大小、对光反射等重要的生命体征,发现异常及时通报医师,以便采取紧急抢救措施。

(3)观察体温变化,如有高热,及时做好物理降温及药物降温。如体温正常,应注意保暖。

3.药物观察内容

(1)观察止惊药物的疗效。

(2)使用地西泮、苯巴比妥钠等止惊药物时,注意观察患儿呼吸及血压的变化。

4.预见性观察

若惊厥持续时间长、频繁发作,应警惕有无脑水肿、颅内压增高的表现,如收缩压升高、脉率减慢,呼吸节律慢而不规则,则提示颅内压增高。如未及时处理。可进一步发生脑疝,表现为瞳孔不等大、对光反射消失、昏迷加重、呼吸节律不整甚至骤停。

六、康复与健康指导

(1)做好患儿的病情观察,准备好急救物品,教会家属正确的退热方法,提高家长的急救知识和技能。

(2)加强患儿营养与体育锻炼,做好基础护理等。

(3)向家长详细交代患儿的病情、惊厥的病因和诱因,指导家长掌握预防惊厥的措施。

参 考 文 献

[1] 李勇,郑思琳.外科护理[M].北京:人民卫生出版社,2019.

[2] 刘沫,牟绍玉.护理管理学[M].江苏:江苏凤凰科学技术出版社,2019.

[3] 王绍利.临床护理新进展[M].长春:吉林科学技术出版社,2019.

[4] 艾翠翠.现代疾病护理要点[M].长春:吉林科学技术出版社,2019.

[5] 马晓霞.实用临床护理技术[M].长春:吉林科学技术出版社,2019.

[6] 蔡福满,郑舟军.护理管理学[M].杭州:浙江大学出版社,2019.

[7] 吴小玲.临床护理基础及专科护理[M].长春:吉林科学技术出版社,2019.

[8] 贾雪媛,王妙珍,李凤.临床护理教育与护理实践[M].长春:吉林科学技术出版社,2019.

[9] 张纯英.现代临床护理及护理管理[M].长春:吉林科学技术出版社,2019.

[10] 魏晓莉.医学护理技术与护理常规[M].长春:吉林科学技术出版社,2019.

[11] 马雯雯.现代外科护理新编[M].长春:吉林科学技术出版社,2019.

[12] 丁海燕,张力.妇产科护理[M].长春:吉林科学技术出版社,2019.

[13] 刘毅.外科护理技术指导[M].北京/西安:世界图书出版公司,2019.

[14] 王晓艳.临床外科护理技术[M].长春:吉林科学技术出版社,2019.

[15] 彭旭玲.现代临床护理要点[M].长春:吉林科学技术出版社,2019.

[16] 姜永杰.常见疾病临床护理[M].长春:吉林科学技术出版社,2019.

[17] 黄俊蕾,赵娜,李丽沙.新编实用临床与护理[M].青岛:中国海洋大学出版社,2019.

[18] 张文霞.实用临床护理思维[M].长春:吉林科学技术出版社,2019.

[19] 张文燕,冯英,柳国芳,等.护理临床实践[M].青岛:中国海洋大学出版社,2019.

[20] 王文学.实用临床儿科护理[M].长春:吉林科学技术出版社,2019.

[21] 范桂珍.新编临床护理技术[M].北京:中国纺织出版社有限公司,2019.

[22] 许军.实用临床综合护理[M].长春:吉林科学技术出版社,2019.

[23] 方习红,武丽丽,孙丽.现代神经内科护理[M].长春:吉林科学技术出版社,2019.

[24] 刘倩.现代肿瘤护理规范[M].长春:吉林科学技术出版社,2019.

[25] 王海媛,刘霞,王媛媛,等.实用临床护理规范[M].长春:吉林科学技术出版社,2019.

[26] 张旭光.现代护理技术与要点[M].长春:吉林科学技术出版社,2019.

[27] 周秉霞.实用护理技术规范[M].长春:吉林科学技术出版社,2019.

[28] 胡卓弟.实用临床护理技术[M].长春:吉林科学技术出版社,2019.

[29] 程萃华,张卫军,王忆春.临床护理基础与实践[M].长春:吉林科学技术出版社,2019.

[30] 张鸿敏.现代临床护理实践[M].长春:吉林科学技术出版社,2019.

[31] 肖瑞霞.实用骨科护理规范[M].长春:吉林科学技术出版社,2019.

[32] 韩凤红.实用妇产科护理[M].长春:吉林科学技术出版社,2019.

[33] 张铁晶.现代临床护理常规[M].汕头:汕头大学出版社,2019.

[34] 刘巍,常娇娇,盛妍.实用临床内科及护理[M].汕头:汕头大学出版社,2019.

[35] 陈春丽,任俊翠.临床护理常规[M].南昌:江西科学技术出版社,2019.

[36] 付秀琼.探讨舒适护理在血液透析室整体护理中的应用价值[J].世界最新医学信息文摘,2019(84):316.

[37] 邓冰,邬建秀,龙顺兰.临床路径护理对子宫肌瘤患者围术期负性情绪及护理满意度的影响[J].中国当代医药,2019,26(4):241-243.

[38] 詹黎黎.我院急诊抢救室护士的工作压力源调查与分析[J].世界最新医学信息文摘(电子版),2019,(1):205.

[39] 尤舒甜,韩利花.呼吸衰竭护理应用人性化优质护理服务的效果分析[J].世界最新医学信息文摘,2019,(75):333-334.

[40] 顾晶.急诊护理路径在有机磷农药中毒患者急救中的应用效果分析[J].世界最新医学信息文摘,2019,(79):238-239.